民间祖传秘方

传世秘方 健康养生

杨宏亮

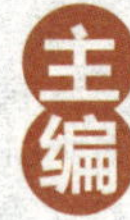

国文出版社
·北京·

图书在版编目（CIP）数据

民间祖传秘方 / 杨宏亮主编. -- 北京 : 国文出版社, 2025. -- ISBN 978-7-5125-1929-9

Ⅰ. R289.2

中国国家版本馆 CIP 数据核字第 2025Y6C693 号

民间祖传秘方

主　　编	杨宏亮		
责任编辑	罗敬夫		
出版发行	国文出版社		
经　　销	全国新华书店		
印　　刷	天津泰宇印务有限公司		
开　　本	880 毫米 ×1230 毫米	32 开	
	2 印张	48 千字	
版　　次	2025 年 6 月第 1 版		
	2025 年 6 月第 1 次印刷		
书　　号	ISBN 978-7-5125-1929-9		
定　　价	12.80 元		

国文出版社
北京市朝阳区东土城路乙 9 号　　邮编：100013
总编室：（010）64270995　　传真：（010）64270995
销售热线：（010）64271187
传真：（010）64271187-800
E-mail：icpc@95777.sina.net

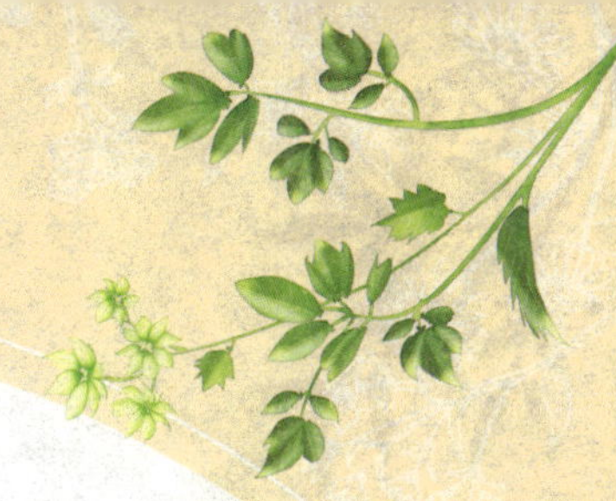

前言

在中华文明的浩瀚星河中，中医药文化犹如一颗璀璨明珠，历经数千年岁月沉淀，至今仍散发着独特的智慧光芒。从《黄帝内经》奠定中医理论体系，到历代医家如张仲景、孙思邈、李时珍等留下的传世典籍，中医药学始终以“天人合一”的哲学思想为根基，在守护民族健康的实践中不断丰富发展。那些被载入典籍的经典方剂，如五苓散、血府逐瘀汤、六味地黄丸等，历经千年临床验证，至今仍是中医临床的核心用药。

然而，在典籍之外，还有无数散落民间的祖传秘方，如同隐匿于深海的明珠，在世代行医者的口耳相传中存续。这些秘方往往凝聚着家族数代人的临床经验，以简、便、廉、验的特点造福一方百姓。它们可能仅是单味药的巧妙运用，或是看似寻常的配伍组合，却能在慢性病调理、疑难杂症应对中发挥奇效。

但不容忽视的是，这些珍贵的民间秘方正面临着传承危机。现代医学体系的冲击使得年轻一代对传统医学的认知逐渐淡化，愿意投身秘方传承的后继者日益稀缺。如何让这些历经岁月淘洗的智慧结晶重焕生机，成为中医药文化传承的重要课题。

为了给传承和保护民间祖传秘方尽到绵薄之力，我们编著了此

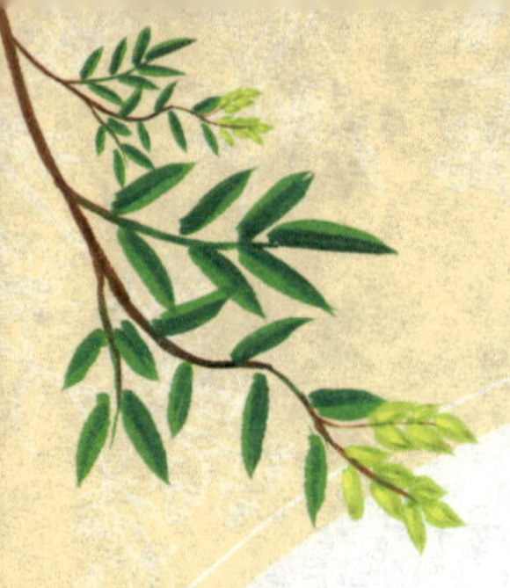

书，收录了数百则常用且经过了广泛验证的民间祖传秘方，分成内科、外科、妇科、儿科、皮肤科、肿瘤科六大类，涉及多种常见病和急症。书中还附上了精美的插图，帮助读者更好地认识中草药。

需要说明的是，书中所列方剂中的药名由于年代久远，各地品种繁杂，有同药异名或异药同名和药名不一的现象，使用时请核对，在现实生活中使用时需辨证施治、灵活应用。

最后提醒大家，本书旨在弘扬中医文化，所录药方仅供参考研读，在使用时，一定要在医生指导下、了解自己的体质后使用，遇到急病大病，一定要及时就医。

最后，希望这些历经岁月沉淀的民间祖传秘方能在新时代的舞台上继续绽放光彩，为现代人的健康事业贡献力量。

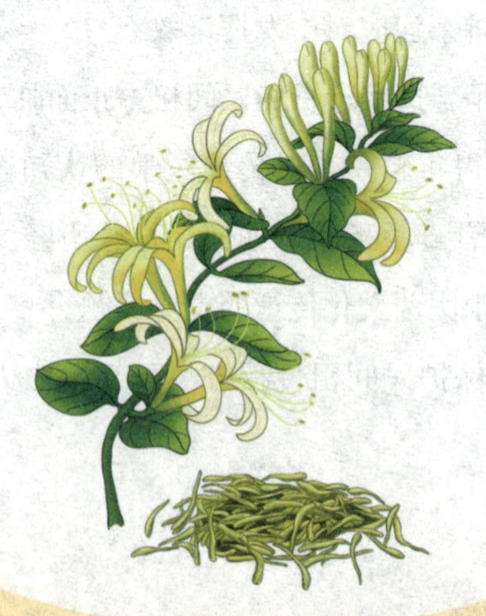

目录

内科祖传秘方

外科祖传秘方

妇科祖传秘方

儿科祖传秘方

皮肤科祖传秘方

肿瘤科祖传秘方

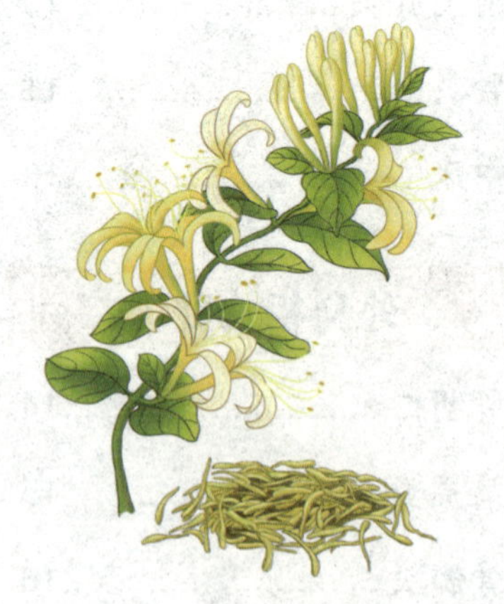

内科祖传秘方

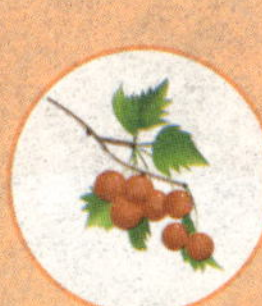

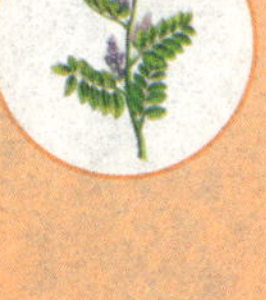
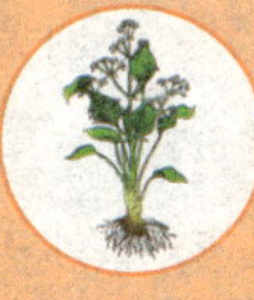
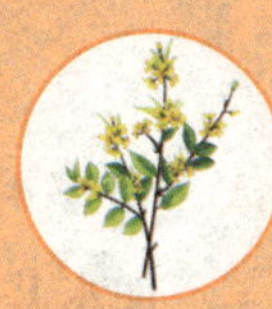
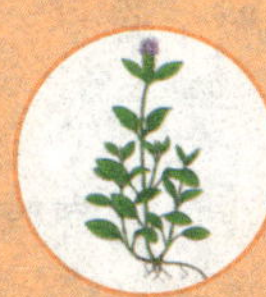

内科疾病作为影响人体内部器官与系统的广泛病症，涵盖了呼吸、消化、循环、神经及内分泌等功能失调。本章将深入挖掘传统中医药学的精髓，精选一系列针对各类内科疾病的良方，旨在以中草药之温凉寒热、四气五味，调和人体阴阳，疏通经络，恢复脏腑功能，使病痛得以消解，健康得以重归。

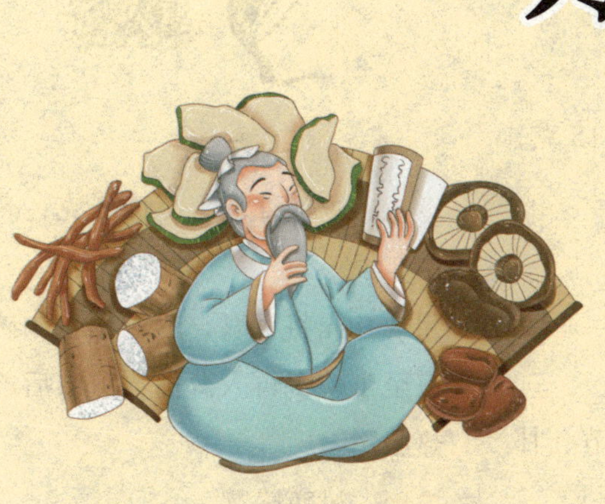

感冒

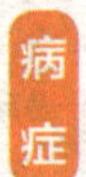

由病毒感染引起，少数由细菌感染引起。症状表现为鼻塞、打喷嚏、流鼻涕、发热、咳嗽、咽痛、头痛及乏力等。

祖传秘方

方一

组成：干白菜根1块，红糖50克，姜3片。

用法：加水共煎汤。每日服3次。

主治：风寒感冒。

方二

组成：乌梅4个，红糖100克。

用法：加水共煮浓汤。分2次服。

主治：感冒。

方三

组成：马鞭草30克，青蒿15克，羌活15克。

用法：每日1剂，水煎服。

主治：流行性感冒。

方四

组成：绿豆粉、麻黄根或节、甘草各等份。

用法：研为细末。每次3克，用无根水100毫升调服。

主治：风寒感冒。

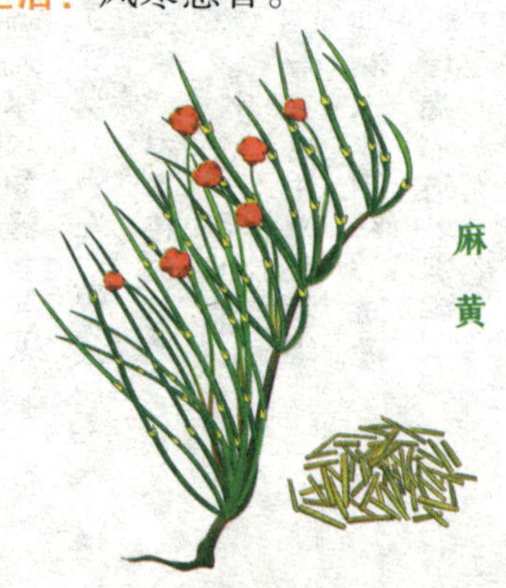

方五

组成：豆腐2块，豆豉6克，葱白3根。

用法：先将豆腐、豆豉用水1碗煎至半碗，再入葱白，煎沸后趁热服用。

主治：风寒感冒。

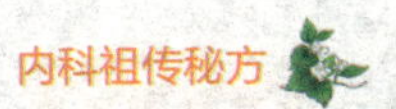

支气管炎

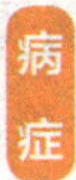

病症

由生物或非生物因素引起。症状表现为咳嗽、咳痰等。气温下降或受烟雾、粉尘、污染大气、吸烟等慢性刺激，皆可诱发支气管炎。

祖传秘方

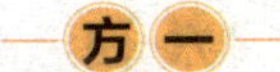

方一

组成： 灵芝15克，南沙参、北沙参各10克，百合15克。

用法： 水煎服。

主治： 慢性支气管炎。

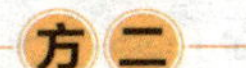

方二

组成： 桔梗3克，黄芩、紫菀各5克，忍冬藤6克，甘草1.5克。

用法： 水煎服。每日1剂，每日服2次。

主治： 急性支气管炎。

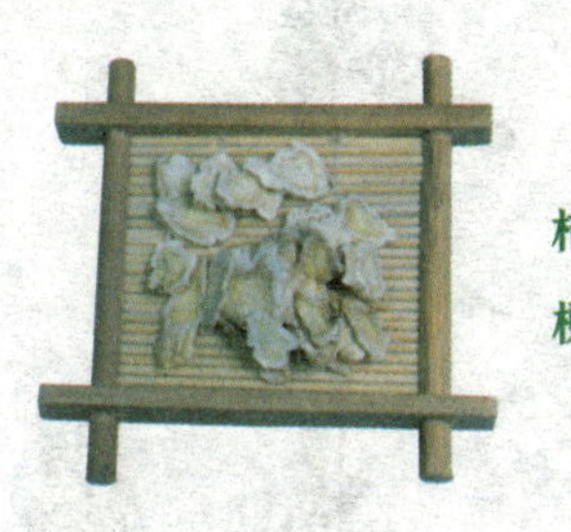

桔梗

方三

组成： 鲜白萝卜500克。

用法： 将萝卜洗净带皮切碎，绞取汁。内服。

主治： 急性气管炎咳喘。

方四

组成： 丝瓜藤干品50克（鲜品100克）。

用法： 水煎后取浓汁。早、晚各1次当茶饮。

主治： 急性支气管炎。

方五

组成： 麻黄、桂枝、细辛、芍药、甘草各10克，五味子、半夏各5克。

用法： 煎汤水饮。

主治： 慢性支气管炎。

高血压

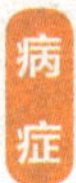

病症

高血压一般分为原发性高血压和继发性高血压两种，症状表现为头痛、头晕、失眠、心悸、胸闷、烦躁和容易疲乏，严重时可发生心、脑、肾功能障碍。

祖传秘方

方一

组成：海蜇150克，荸荠350克。

用法：将海蜇与荸荠洗净，加水1000毫升，煎至250毫升。空腹顿服或分2次服用。

主治：高血压。

方二

组成：向日葵叶30克（鲜的用60克）。

用法：将向日葵叶煎浓汤。早晚分2次服用，连服7日。

主治：高血压。

方三

组成：知母、黄柏、泽泻、丹皮、黄连、麦冬、川楝子、枸杞子、当归各10克，生地、熟地、玄参、茯苓各20克，肉桂3克，山药30克。

用法：水煎服。

主治：肝肾虚型高血压。

方四

组成：莲心（莲子中的胚芽）2～3克。

用法：以开水沏，代茶饮用。

主治：高血压引起的头昏脑胀、心悸失眠等。

方五

组成：海参50克，冰糖50克。

用法：海参洗净，加水同冰糖煮烂。每日早晨空腹服，吃参饮汤。

主治：高血压、动脉硬化。

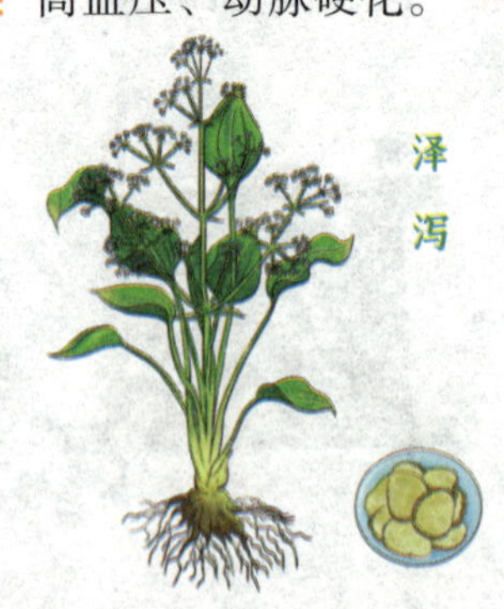

泽泻

冠心病

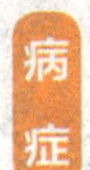

冠心病是冠状动脉粥样硬化性心脏病的简称，在临床上中老年人最容易患冠心病，主要表现为心绞痛、心肌梗死、心律失常、心力衰竭或猝死等。

祖传秘方

方一

组成： 白果叶、瓜蒌、丹参各15克，薤白12克，郁金10克，甘草4.5克。

用法： 共煎汤。每日早、晚各服1次。

主治： 冠心病心绞痛。

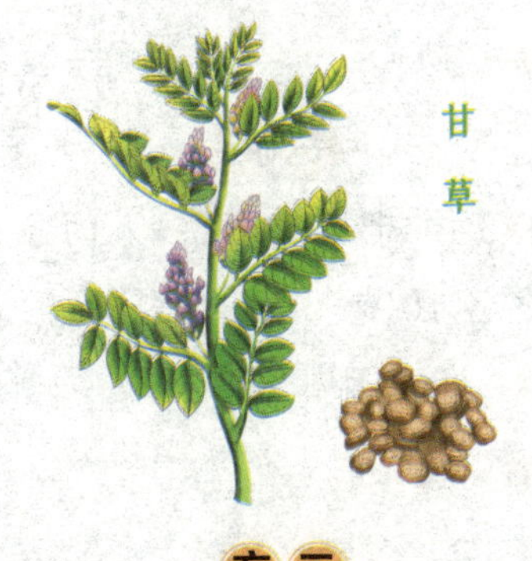

甘草

方二

组成： 蜂蜜、何首乌、丹参各25克。

用法： 先将两味中药水煎去渣取汁，再调入蜂蜜拌匀，每日1剂。

主治： 冠心病。

方三

组成： 香蕉50克，蜂蜜少许。

用法： 香蕉去皮研碎，加入等量的茶水中，加蜜调匀当茶饮。

主治： 冠心病、高血压、动脉硬化及便秘等。

方四

组成： 葛根30克。

用法： 煎水常服。

主治： 冠心病，并对脑血栓、突发性耳聋有效。

方五

组成： 丹参20克。

用法： 煎水常服。

主治： 冠心病。

便秘

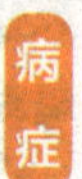

病症

便秘主要是由燥热内结、气虚传送无力，或阴虚血少等引起的。便秘可分为器质性便秘和功能性便秘，患者要多饮水、多食用含纤维素多的食物，以及改善不良的生活习惯等。

祖传秘方

方一

组成：白术 30 克，枳实 15 克。

用法：将上药水煎 3 次后合并药液。分早、中、晚 3 次口服，每日 1 剂。5 剂为 1 疗程。

主治：便秘。

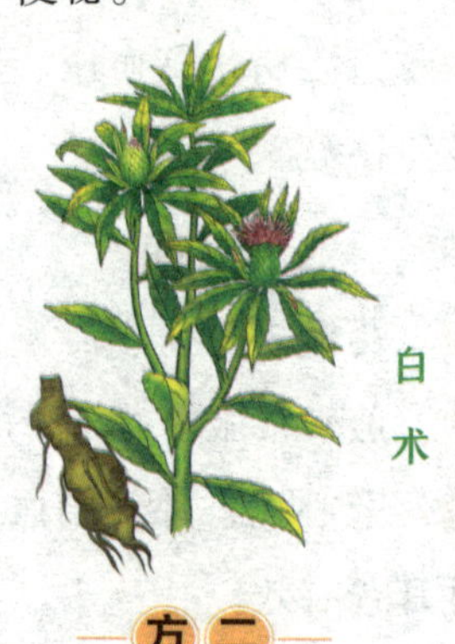

白术

方二

组成：猪脊瘦肉 80~100 克、粳米 100 克，茴香、食盐各少许，香油、川椒粉各适量。

用法：先将脊肉切至小块，在香油中稍炒，后入粳米煮粥，将熟，入茴香、川椒、食盐等，再煮 1~2 沸。早晚空腹食。

主治：热病伤津之便秘。

方三

组成：番泻叶 1.5~3 克。

用法：开水泡，代茶饮。

主治：便秘。

方四

组成：枇杷叶 20 克，天门冬、麦冬各 10 克。

用法：水煎服。

主治：便秘。

方五

组成：猪肚、薏米各适量。

用法：分别煮烂。当主食吃。

主治：大便燥结。

糖尿病

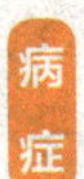

糖尿病是一种代谢性疾病，高血糖是该病的主要临床特征，除高血糖，多饮、多尿、多食、疲乏无力也是该病的主要特征。其预防包括均衡饮食、适量运动等。

祖传秘方

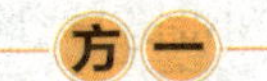

组成：泥鳅鱼10条，干荷叶3张。

用法：泥鳅阴干，去头尾，烧灰，碾为细末，与干荷叶（研末）同等量。每服10克，遇口渴时再服，每日3次，服时用凉开水送下，以不思水为止。

主治：消渴饮水无度。

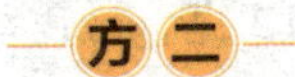

组成：苦瓜250克，蚌肉100克。

用法：活蚌清水养2日，以清除泥味，取出其肉，与苦瓜一同煮汤，用油盐调味。喝汤吃苦瓜和蚌肉。

主治：糖尿病。

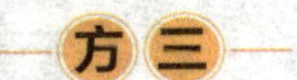

组成：鲜菠菜根250克，鸡内金10克，大米50克。

用法：菠菜根洗净，切碎，加水同鸡内金共煎煮30~40分钟，然后下米煮作烂粥。每日分2次连菜与粥服食。

主治：糖尿病。

方四

组成：鲫鱼500克，绿茶适量。

用法：鱼去鳃及内脏，保留鱼鳞，鱼腹内填满绿茶，放盘中，上蒸锅清蒸，鱼熟透即成。淡食鱼肉，不加调料。

主治：糖尿病饮水不止。

方五

组成：黑木耳、扁豆等份。

用法：晒干，共研成面。每次9克，白水送服。

主治：糖尿病。

肝炎

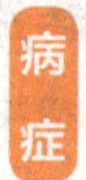

肝炎可分为病毒性肝炎、细菌性肝炎、药物性肝炎、酒精性肝炎、自身免疫性肝炎等。由于病因不同症状也不同，基本症状为食欲减退、腹胀、恶心、呕吐、易疲倦等。

祖传秘方

方一

组成： 米醋1000毫升，鲜猪骨500克，红糖120克，白糖120克。

用法： 置锅内以醋共煮（不加水），沸后30分钟取出过滤。每次成人30~40毫升，小儿10~15毫升，每日3次，饭后服，30日为1疗程。

主治： 急、慢性病毒性肝炎。

方二

组成： 淡附片30~120克，龙胆草8~9克，莱菔子、白蒺藜各9克，石决明30克，女贞子9~10克，广郁金、当归身、炒白术各9克，干姜5~8克，粉丹皮9克，生甘草6克。

用法： 先煎淡附片、干姜、生甘草、石决明2~3小时，然后加入诸药再煎1小时。早、晚各服1次，每日1剂。

主治： 肝炎。

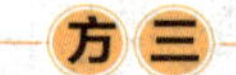

组成： 桑枝30克，草决明、丹参、白花蛇舌草、生地、黄精各15克，金钱草、车前子（包）、泽泻、薏苡仁、山楂、草河车、何首乌各12克，丹皮、大黄炭、桃仁各10克，生黄芪5克。

用法： 水煎服，每日1剂，分2次服用。

主治： 肝炎。

山楂

脂肪肝

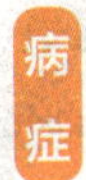

病症　脂肪肝，也称为脂肪性肝病，是一种以肝细胞内脂肪堆积为主要病理特征的疾病。可分为酒精性脂肪肝和非酒精性脂肪肝。早期可无症状，但可能发展为肝炎、肝硬化等重症。

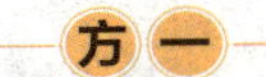

祖传秘方

方一

组成： 生山楂30克，何首乌30克，泽泻30克，黄精30克，丹参20克，虎杖20克，草决明20克，柴胡10克，生大黄3克（后下），荷叶15克。

用法： 每日1剂，水煎服。30日为1疗程。

主治： 脂肪肝。

方二

组成： 玉米须100克，茵陈50克，山栀子、广郁金各25克。

用法： 水煎，去渣。每日2~3次分服。

主治： 黄疸型肝炎、脂肪肝。

方三

组成： 寄生、巴戟天、何首乌各12克，象贝、赤芍、白芥子各15克，郁金、枳壳各9克，丹参、泽泻、草决明各30克。

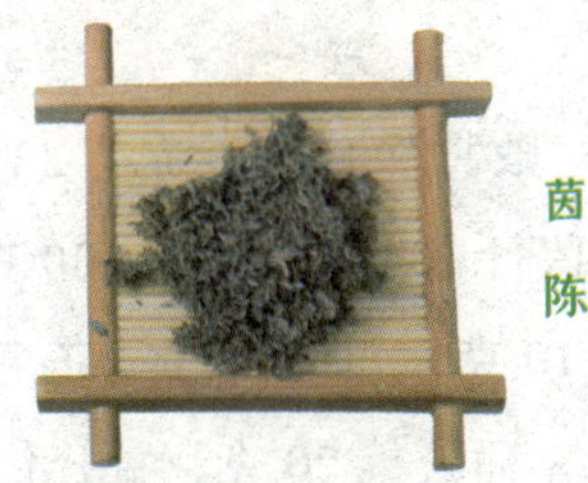

茵陈

用法： 每日1剂，水煎服，30日为1疗程。

主治： 脂肪肝。

方四

组成： 虎杖30~50克，生何首乌15~20克，泽泻、茯苓、白术各20~30克，荷叶10~15克，甘草5~10克。

用法： 将上药水煎3次后合并药液。分早、中、晚3次口服，每日1剂。15日为1疗程。

主治： 脂肪肝。

前列腺炎

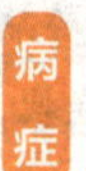

病症

前列腺炎的致病原因有很多，其中最主要的一个原因为病原体感染。该病的主要临床症状为尿道刺激性疼痛和慢性盆腔疼痛。治法以活血化瘀、清热解毒、补肾疏肝为主。

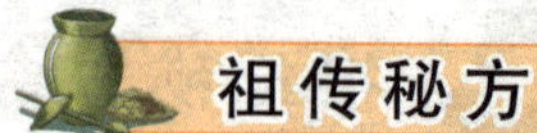

祖传秘方

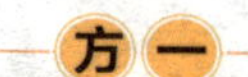

方一

组成： 败酱草15克，赤芍20克，王不留行10克，生苡仁30克，黄柏10克，知母10克，石菖蒲10克，蒲公英20克，益智仁20克，乌药15克，荔枝核15克，木通10克，车前子（另包）15克。

用法： 水煎服。

主治： 慢性前列腺炎。

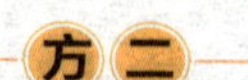

方二

组成： 黄柏、太子参、乌梅、白芍、金樱子、覆盆子、川断各10克，芡实、益智仁、枸杞子、牡蛎、桑寄生、甘草各15克，知母6克，菟丝子、茯苓、地龙、红花各12克。

用法： 水煎内服，每日1剂。7天为1疗程。

主治： 慢性前列腺炎。

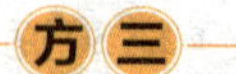

方三

组成： 海金沙30克，土茯苓20克，白花蛇舌草15克，冬葵子15克，车前子15克，甘草10克，牛膝10克，琥珀粉（冲服）3克。

用法： 水煎服。

主治： 前列腺炎引起的尿频尿急，余沥不尽，会阴、少腹、睾丸疼痛。

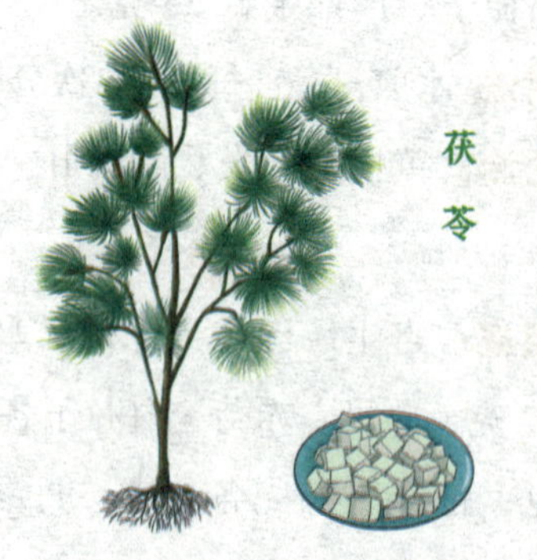

肾炎

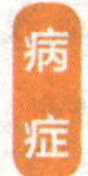

病症 肾炎是由免疫介导、炎症介质参与的，最后导致肾固有组织发生炎性改变，引起不同程度肾功能减退的一组肾脏疾病。肾炎的临床表现主要有乏力、腰部疼痛、血尿等。

祖传秘方

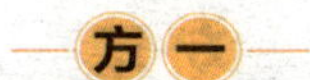

方一

组成：鲤鱼500克，冬瓜500克。

用法：用活鲤鱼最佳。将鱼开膛去鳞洗净，冬瓜削皮，加水清炖。喝汤并食鱼肉，日服2次。

主治：利水消肿。适用于肾炎早期、恢复期，泌尿道感染及肾病综合征。

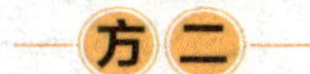

方二

组成：老头草50克。

用法：水煎服，每日1剂，分2次服。

主治：慢性肾炎。

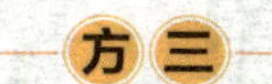

方三

组成：爵床草、益母草、白花蛇舌草各30克，车前草15克，浮萍草10克。

用法：每日1剂，水煎，分2次服。

主治：急性肾炎、浮肿少尿。

方四

组成：黄芪30克，薏仁30克，赤小豆15克，生山药15克，熟地15克，莲须15克，山萸肉10克，茯苓10克，防己10克，芡实30克。

用法：水煎服。

主治：慢性肾炎，以尿蛋白为主要症状者。

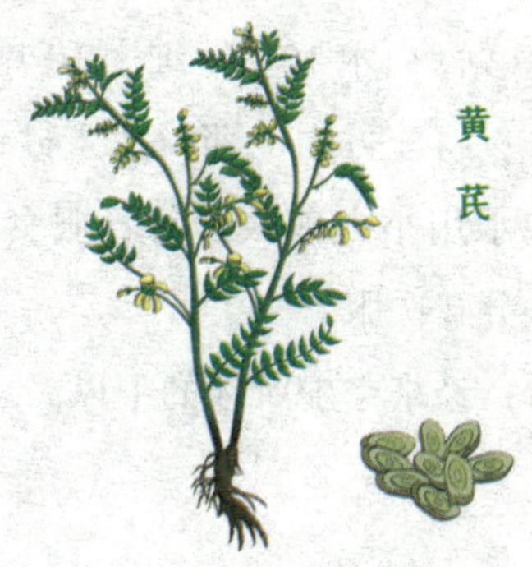

中风

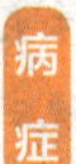

中风为急性脑血管疾病，是一种非外伤性而发病较急的脑局部血液供应障碍引起的神经性损害。一般分为出血性和缺血性两类，属脑出血、脑血栓、脑栓塞等范畴。

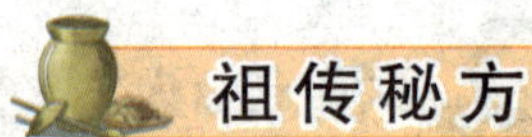

方一

组成： 鲜鲤鱼血、白糖等份。

用法： 两味搅匀涂之。向左㖞涂右侧，向右㖞涂左侧。

主治： 中风引起的口眼㖞斜。

方二

组成： 秦艽10克，当归10克，甘草5克，羌活15克，防风10克，白芷、茯苓各10克，石膏15克，川芎12克，白芍15克，独活10克，黄芩10克，生、熟地黄各10克，白术10克，细辛10克。

用法： 将配方中的药材放入砂锅中加水用小火煎服，每日服食1剂，分2次服。

主治： 经络空虚所致的中风。

方三

组成： 太子参30~50克，生水蛭15克，当归20克，川芎、川地龙、鸡内金各15克。

用法： 水煎，每日1剂，分2次服。

主治： 中风后遗症半身不遂，口眼㖞斜，语言謇涩，口角流涎，小便频数或失禁。

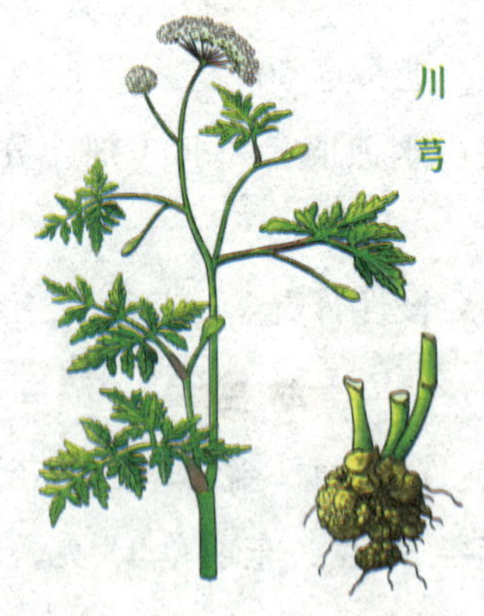
川芎

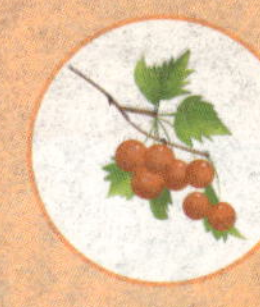

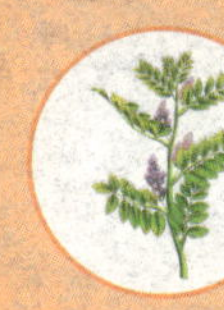

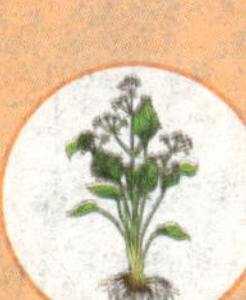

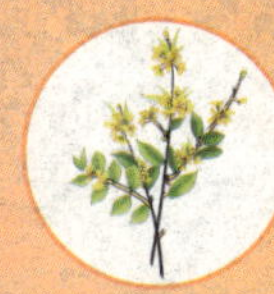

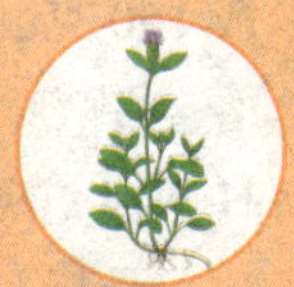

外科祖传秘方

外科疾病是直接侵扰人体体表及深层组织的病症，从皮肤的痈疽疮疡，到筋骨的跌打损伤，再到脏腑的外科急症，不仅考验着医者的技艺，更彰显着中医药学的深厚底蕴与独特优势。本章精选一系列源自古代典籍与现代临床验证的有效方剂，体现了中医药内外兼治、整体调理的治疗理念。

骨折

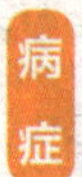

骨折是一种常见的骨头折伤病症，中医称为折疡、折骨。常因跌仆、闪挫、负重、劳损，或是从高处坠落或摔打跌倒所致。根据病变症状可分为一般性骨折和粉碎性骨折两种。

祖传秘方

方一

组成：黄芪15克，党参10克，桃仁10克，红花6克，当归15克，赤芍10克，川芎15克，木香10克，地龙10克。

用法：每日1剂，分2次水煎服。

主治：骨折。

方二

组成：鲜杨梅树皮100克，熟糯米饭150克。

用法：将两味共捣烂。敷于患部，每日更换2次。

主治：骨折。

方三

组成：当归10克，川断10克，土鳖虫5克，乳香5克，花粉15克，骨碎补15克，桑寄生30克，五爪龙30克，防风20克。

用法：每日1剂，水煎，分2次口服。

主治：股骨干骨折中期。

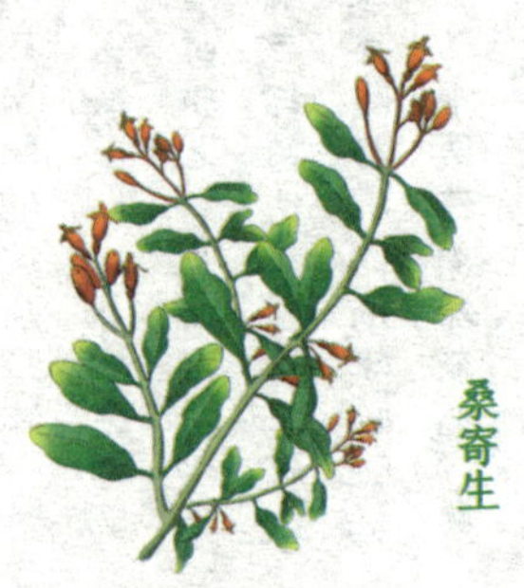

方四

组成：小鸡（连毛约重180克）1只，五加皮30克，山栀9克，酒1碗，大瓦松适量。

用法：前两者捣为糊，再将后3味煎成膏。糊贴在伤处1小时，解下后用膏贴之。大瓦松煎酒服之。逐日见效。

主治：骨折。

肩周炎

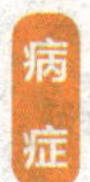

肩周炎俗称五十肩，是一种肩周围关节软组织的慢性退行性病变。发病原因是肾气不足，气血渐亏，加之早期劳累，肩部露外受凉，机体新陈代谢功能减弱，肩关节功能性活动减弱等。

祖传秘方

方一

组成：生山楂50克，桑椹50克，桑枝25克，乌梅25克，白芍20克，伸筋草20克，醋制元胡20克，姜黄15克，桂枝15克，威灵仙15克，醋制香附15克，甘草10克。

用法：水煎温服，3日2剂，1月为1疗程。服药期间除配合练功外停用其他药物或疗法。

主治：肩周炎。

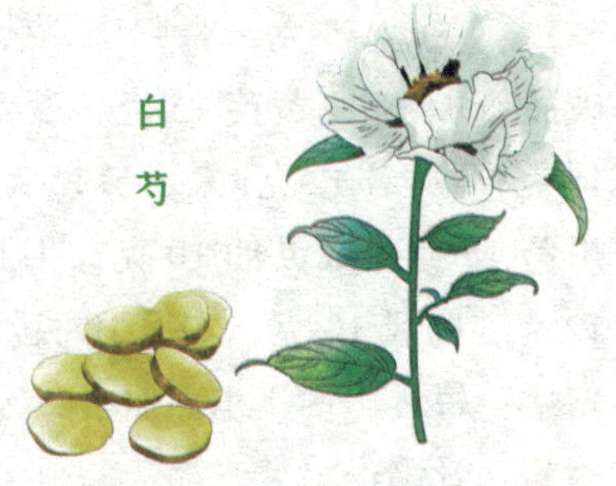

方二

组成：天仙藤、白术、香白芷、川羌活各9克，法半夏15克，片姜苗18克。

用法：水煎，加黄酒冲服。

主治：肩周炎。

方三

组成：桂枝、大枣、姜黄、羌活各15克，生姜、甘草各10克，白芍、桑枝各30克。

用法：每日1剂，水煎服。

主治：肩周炎。

方四

组成：桂枝12克，白芍15克，生姜6克，大枣5枚，炙甘草12克。

用法：每日1剂，水煎服。

主治：肩周炎。

骨髓炎

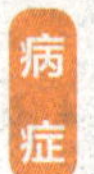

病症

骨髓炎是由化脓性细菌感染骨组织（包括骨、骨髓和骨膜）所致的一种骨科疾患。本病以发病急骤、高热、寒战、昏迷，发病部位剧痛，并有明显压痛点，肢体活动受限等为主要特征。

祖传秘方

方一

组成： 石菖蒲、赤芍、独活、白芷各 30 克，紫荆皮 15 克。

用法： 捣烂外敷。

主治： 化脓性骨髓炎。

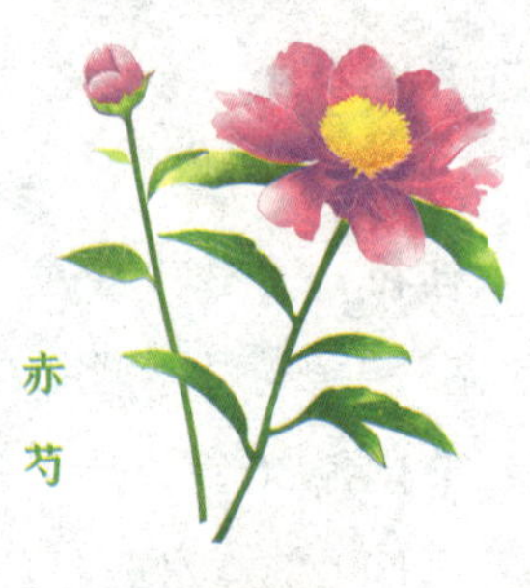

方二

组成： 木瓜、生地黄、羌活、牡丹皮各 18 克，茯苓、玄参各 15 克，薏仁 30 克，细辛 5 克，浙贝 8 克，山茱萸、苍术各 12 克，续断、寄生、秦艽、连翘、牛膝、丹参、杜仲各 20 克。

用法： 水煎服。

主治： 早期骨髓炎合并骨质增生。

方三

组成： 蜜桶花 60 克，当归 30 克，川芎 20 克，雷公藤、金银花、白芷、黄芪、虎杖、川断、党参、威灵仙各 15 克，甘草 10 克，苏木 9 克。

用法： 上方加水 500 毫升，煎至 300 毫升。每日 1 剂，分早、中、晚 3 次温服。

主治： 慢性骨髓炎。

方四

组成： 熟地 15 克，当归 12 克，破故纸 10 克，黄芪 15 克，茯苓 15 克，骨碎补 12 克，太子参 15 克，川芎 15 克，威灵仙 10 克，牛膝 12 克，防风 10 克，木瓜 10 克。

用法： 每日 1 剂，水煎服。

主治： 骨髓炎。

水火烫伤

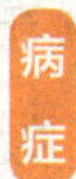

水火烫伤是高温的水和火作用于人体，其临床特点是创面局部以红斑、肿胀、疼痛、水疱、渗出、焦痂为主要表现，严重者伴有全身症状，若不及时救治或治疗不当，可危及生命。

祖传秘方

方一

组成： 马铃薯适量。

用法： 将马铃薯去皮，洗净，切碎，捣烂如泥，用纱布挤汁。以汁涂于患处。

主治： 轻度烧伤及皮肤破损。

方二

组成： 大麦适量，香油适量。

用法： 大麦炒黑，研末，用香油调涂伤处。每日 2 次。

主治： 烧烫伤。

方三

组成： 蒲公英适量，白糖、冰片各 5 克。

用法： 蒲公英绞汁，调入白糖及冰片。敷或涂于患处。

主治： 烧烫伤。

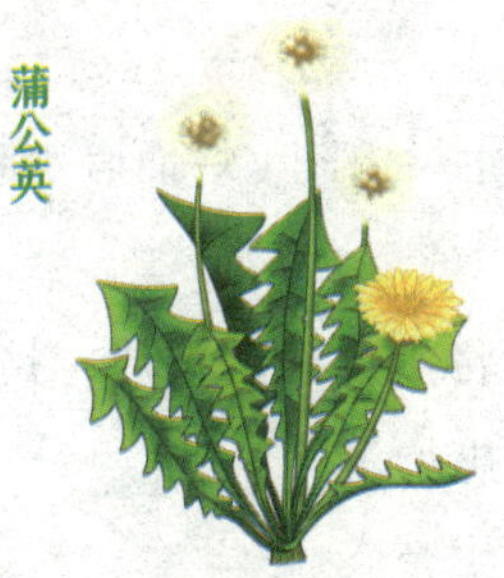

蒲公英

方四

组成： 南瓜瓤适量。

用法： 南瓜瓤洗净，捣烂，涂于患处。每日 3 次。

主治： 烫伤。

方五

组成： 鲜山茶花适量，香油适量。

用法： 山茶花阴干，研末，用香油调匀，敷于伤处。每日 1 次。

主治： 烧烫伤。

蛇虫咬伤

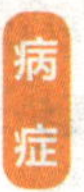

蛇虫咬伤即被毒蛇、毒虫类叮咬而引起的中毒性疾病。病因为毒汁由创口侵入体内，内犯脏腑，是以伤处红肿麻木，伴有轻重不等的疼痛。

祖传秘方

方一

组成： 生烂山药（烂而有水者佳）适量。

用法： 将生烂山药捣烂，挤汁。擦涂于患处。

主治： 蝎螫。

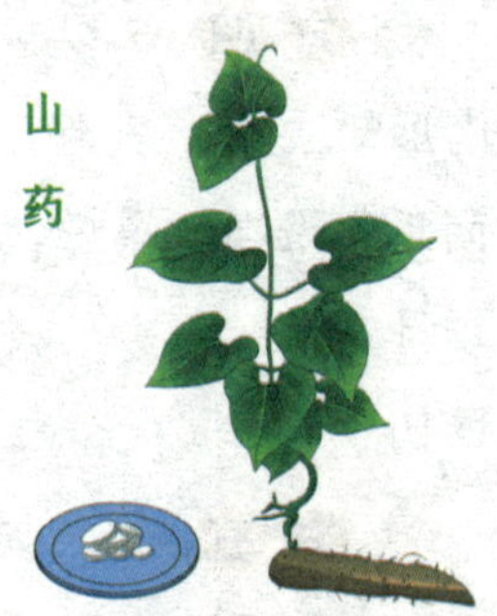

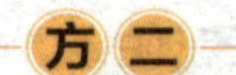

方二

组成： 苍术、白芷各50克，蚤休40克，蜈蚣2条，金银花25克，连翘、天花粉、玄参各20克，防风15克，甘草10克。

用法： 水煎服，每日1剂，分2次服用。同时以苍术为主水煎，熏洗患处。

主治： 毒蛇咬伤。

方三

组成： 杏仁、雄黄等份。

用法： 将鲜杏仁捣烂如泥，调入雄黄和匀。将伤口洗净，敷上药泥，包扎固定。

主治： 狗咬伤。

方四

组成： 鲜蕹菜适量，盐少许。

用法： 将鲜蕹菜洗净，加盐捣烂。敷患处，每日换药1次。

主治： 蜈蚣咬伤。

破伤风

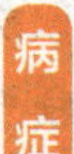

破伤风又名伤痉、金疮痉，是指先有破伤，风毒之邪侵入创口而引起惊风的一种疾病。症见恶寒，全身不适或轻度发热，头痛，两腮酸痛等，最后语言、吞咽、呼吸均困难。

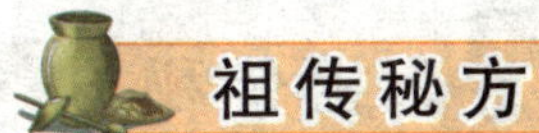

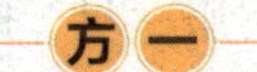

组成： 大河蟹2只，黄酒适量。

用法： 大河蟹洗净、去壳、捣烂。用黄酒冲服，出微汗。

主治： 破伤风。

方二

组成： 草乌头、半夏、枣（去核）各1枚。

用法： 捣为末，酒送下。

主治： 破伤风。

方三

组成： 蚱蚕1只，地肤子3克，麝香末少许。

用法： 将蚱蚕、地肤子共焙黄研末，加入麝香末，混合研匀。用黄酒送服。

主治： 破伤风。

方四

组成： 人手足指甲（烧绝烟）18克，朱砂（别研）、南星（姜制）、独活（去皮）各6克。

用法： 上药共研为细末。分作3份，酒调服之效。

主治： 破伤风，手足颤抖不已。

方五

组成： 青龙草、白虎草各2棵，生姜3片，葱根3个，大枣3枚，蝉蜕7个，黄酒6.5毫升。

用法： 每日1剂，水煎服。

主治： 破伤风。

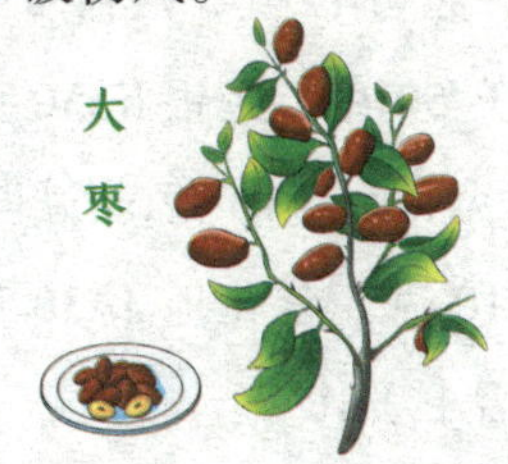

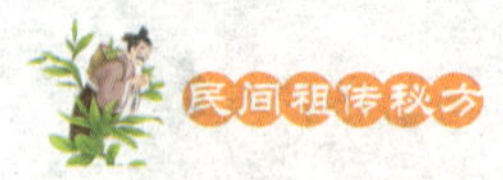

阑尾炎

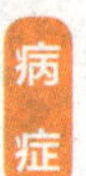

阑尾炎是因阑尾管腔堵塞或细菌感染等多种因素而形成的炎性改变，为外科常见病，典型的症状是右下腹疼痛。临床上急性阑尾炎较为常见，各年龄段及妊娠期妇女均可发病。

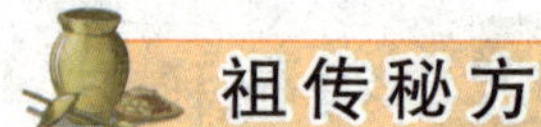

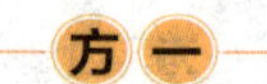

组成：陈皮、青皮、炒枳壳、连翘、甘草各10克，二花、蒲公英各15克，乳香12克，川楝子20克。

用法：每日1剂，水煎服。

主治：阑尾炎。

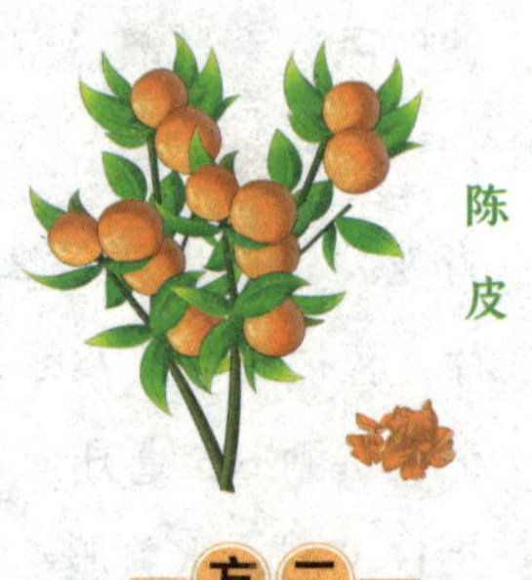

方二

组成：赤芍12克，败酱草50克，蒲公英50克，金银花50克，木香10克，元胡10克，当归20克，桃仁10克，紫花地丁30克，大黄（后下）10克。

用法：水煎服，早、晚饭前2小时服。

主治：慢性阑尾炎。

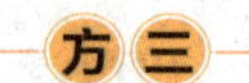

组成：巴豆、朱砂各0.5~1.5克。

用法：研细混匀，置膏药上，贴于阑尾穴，外用绷带固定。24~36小时检查所贴部位，皮肤应发红或起小水疱。若无此现象可更换新药。

主治：急性阑尾炎。

方四

组成：鲜姜、鲜芋头、面粉各适量。

用法：先将姜和芋头去粗皮，洗净，捣烂为泥，再加适量面粉调匀。外敷患处，每日换药1次，每次敷3小时。

主治：急性阑尾炎及痈。

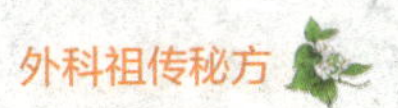

痔疮

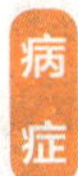

病症

痔疮主要是肛门直肠下端和肛管皮下的血管、黏膜及支持结构发生改变或移位所形成的一个或多个柔软的静脉团的一种慢性疾病。按其生成部位不同分为内痔、外痔、混合痔三种，中医一般通称为痔疮。

祖传秘方

方一

组成：红糖120克，金针菜120克。

用法：将金针菜用水2碗煎至1碗，和入红糖。温服，每日1次。

主治：痔疮。

方二

组成：无花果叶适量。

用法：无花果叶洗净，水煎汤，候温，坐浴患处，每日2次。

主治：痔疮肿痛、出血。

方三

组成：冰片、樟脑各2克。

用法：将上药放入尿罐或痰盂内，冲入适量沸水（约大半容器），患者趁热坐于容器上，每次约30分钟，每天2~3次。

主治：痔疮。

方四

组成：生地、苦参各30克，生大黄、槐花各9克。

用法：水煎服。

主治：痔核出血。

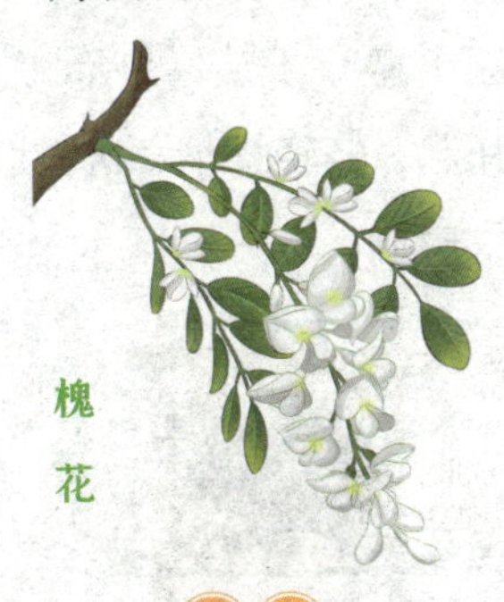

槐花

方五

组成：瘦猪肉120克，鲜槐花50克，调料适量。

用法：煮汤服食，每日1剂。

主治：痔疮及大肠热盛所致的便血。

脱肛

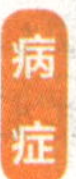

病症

脱肛是指肛管和直肠的黏膜层以及整个直肠壁脱落坠出，脱出肛外的一种疾病。脱肛的发病可能与人体气血虚弱，机体的新陈代谢功能减弱，自身免疫力降低，疲劳，酒色过度等因素有关。

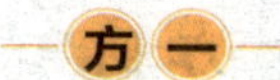

祖传秘方

方一

组成：五倍子适量。

用法：五倍子干燥粉末局部涂敷。先用温开水将脱肛部位洗净，拭干，取五倍子粉 5~10 克（儿童用 5 克）撒布于洁净纱布上，将脱肛托起，轻轻揉纳，送入肛内。

主治：脱肛。

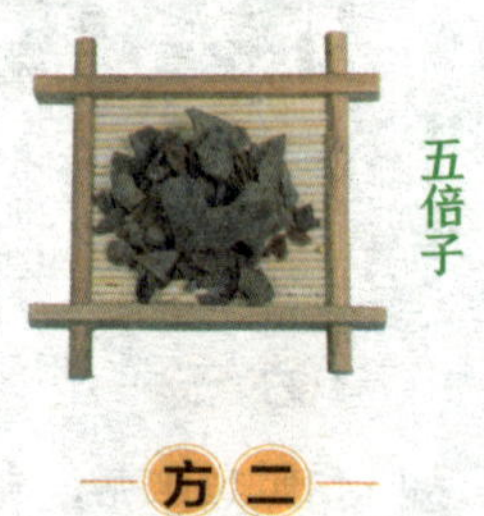

五倍子

方二

组成：黄花菜 100 克，木耳 25 克，白糖 5 克。

用法：将黄花菜、木耳洗净去杂质，加水煮 1 小时。原汤加白糖调服。

主治：脱肛、大便时肛门痛或便后滴血。

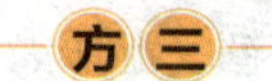

方三

组成：赤石脂、粳米各 12 克，干姜、附子各 9 克。

用法：每日 1 剂，水煎服。

主治：脱肛。

方四

组成：黄芪 30 克，党参 20 克，升麻、白术、当归各 10 克，五倍子 5 克，乌梅、小茴香各 6 克。

用法：加水煎沸 15 分钟，过滤取液，再加水煎 20 分钟，滤过去渣，两次滤液兑匀，分 2~3 次服，每日 1 剂。

主治：脱肛。

妇科祖传秘方

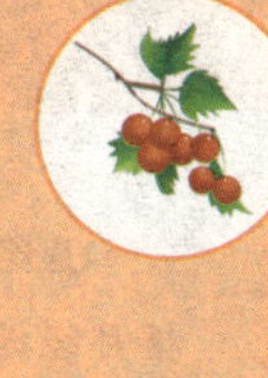
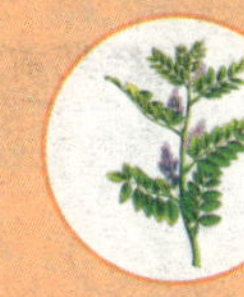
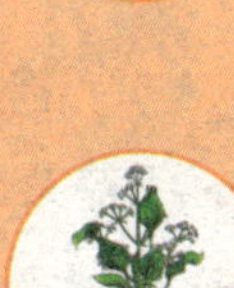
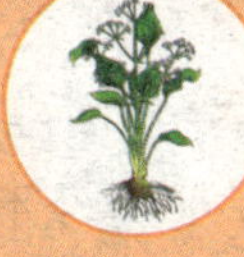
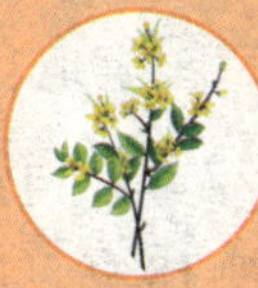
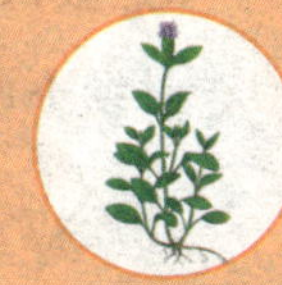

妇科疾病作为困扰女性健康的常见病症，涵盖了女性生殖系统的各类疾患。在中医药学的宝库中，针对妇科疾病的治疗有着丰富的经验和独特的良方。本章精心挑选一系列源于古代医籍与现代临床实践的有效方剂。这些良方，或以调理气血、平衡阴阳之法，从根本上改善女性身体机能；或以清热解毒、祛湿止带之效，直接针对妇科炎症等问题。

月经不调

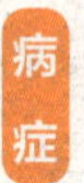
病症

月经不调是妇科常见疾病，主要表现为月经周期或出血量异常，包括月经提前、月经滞后、月经量多、月经量少、经期延长等，可能会伴有经期前、经期时的腹痛及全身症状。

祖传秘方

方一

组成：干芹菜30克，黄花菜15克。

用法：用水1碗，煮成半碗服。

主治：月经不调。

方二

组成：生地、川芎各10克，白芍12克，当归、香附各15克，茯神18克，甘草8克。

用法：水煎服，每日1剂，分2次服。

主治：月经不调。

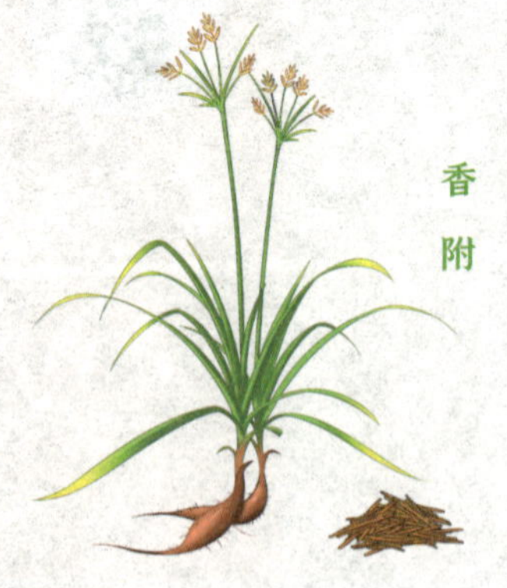
香附

方三

组成：藕节500克，白酒适量。

用法：将藕节焙干研为末，每日3次，1次3克，用白酒送服。

主治：月经不调。

方四

组成：核桃仁100克，月季花、红糖各60克，甜酒230毫升左右。

用法：将捣碎的核桃仁与月季花共置砂锅内，加水煎2次，取汁再放砂锅内加红糖煮，待红糖溶化后兑入甜酒即可。每日用量为1剂，分2次服，并于月经来潮前连服3日。

主治：肾虚或冲任不调所致的月经先后不定期。

妊娠呕吐

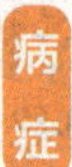

妊娠呕吐是指妇女怀孕后由于体内人绒毛膜促性腺激素（HCG）增多而引起的胃肠道功能的不良反应，可出现食欲不振、偏食、厌恶油腻、恶心、呕吐等症状。

祖传秘方

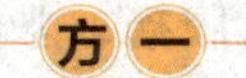

方一

组成：橄榄（又名青果）不拘量。

用法：洗净，捣烂，水煎。每日服 2~3 次。

主治：怀孕后反胃呕吐。

方二

组成：生姜汁 1~2 匙，甘蔗汁 1 大杯。

用法：将上 2 味搅匀，加热后温服。每日 1~2 剂。

主治：脾胃蕴热所致的妊娠呕吐。

方三

组成：鲜芦根 60 克，生姜 20 克，白糖适量。

用法：将前 2 味水煎取汁，调入白糖服用。每日 2 剂，连服 3 日。

主治：脾胃蕴热所致的妊娠呕吐。

方四

组成：党参 30 克，半夏 20 克，白蜜 50 克。

用法：水煎，蜜兑服。

主治：妊娠呕吐。

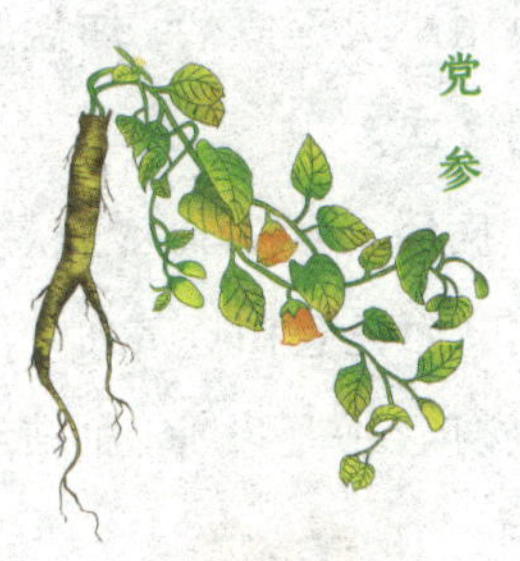

方五

组成：鲜芹菜根 10 克，甘草 15 克，鸡蛋 1 枚。

用法：芹菜根、甘草先煎汤，水沸后打入鸡蛋冲服。

主治：怀孕后反胃呕吐。

产后诸虚

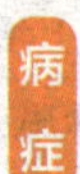

产后诸虚是中医对产后气血耗损、多虚夹瘀病理状态的概括，其核心病因包括亡血伤津、元气受损及瘀血内阻。具体表现为乏力、心悸气短、乳汁不足、面色苍白等症状。

祖传秘方

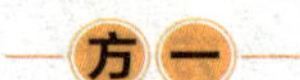

组成：羊肉500克，当归60克，生姜片30克，盐少许。

用法：羊肉洗净切成小块，当归及姜片用纱布包好，先用大火煮沸后改用小火至煮烂。加盐服食，每日用2次。

主治：病后、产后血虚头晕、虚寒腹痛、面色苍白、贫血、低热、多汗、腰痛、手足发凉、血枯经闭。

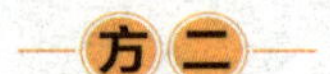

组成：黄酒250毫升，生地黄6克，益母草10克。

用法：将酒放在瓷杯中，加地黄、益母草，把瓷杯放在有水的蒸锅中，加炖蒸半小时。产后每日饮2次，每次温饮20~50毫升。

主治：产后腹痛，恶露不净、血色紫暗有块等瘀血症状。

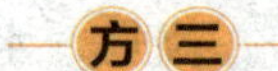

组成：毛鸡蛋（即孵化未出的、已长毛的鸡胚胎）3枚，当归12克，川芎6克，盐、味精各适量。

用法：将毛鸡蛋洗净，放入锅内加清水一碗，下当归、川芎，先用中火烧开，改用文火煨炖，1小时后加盐及味精。食蛋饮汤。

主治：产妇出血过多、头晕、眼花或病后体虚。

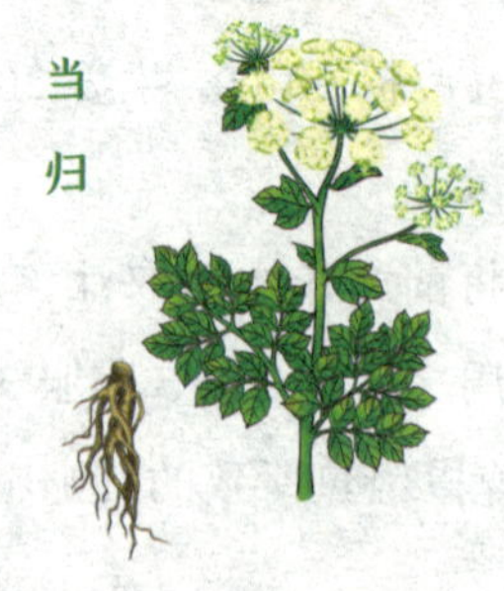

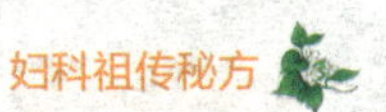

子宫脱垂

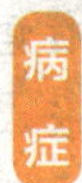

子宫脱垂是指子宫从正常位置沿阴道向下移位，部分甚至全部脱出阴道口之外，常伴有阴道前壁或后壁膨出。由于阴道前后壁与膀胱、直肠相邻，所以还可能造成膀胱膨出和脱肛。

祖传秘方

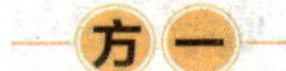

组成： 乌梅30克。

用法： 水、酒各半煎服。

主治： 子宫脱垂。

方二

组成： 枳壳120克。

用法： 枳壳洗净，加30毫升水煎，将汤汁加白糖饮服。然后再用枳壳30克熬水熏洗患病部。

主治： 子宫脱垂。

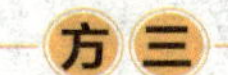

组成： 生核桃皮50克。

用法： 上药加水煎成2000毫升。早晚用药液温洗患部1次，每次20分钟，7天为1疗程。若Ⅱ、Ⅲ度子宫脱垂者，可配服补中益气汤水煎内服，并加土炒生核桃皮6克研细冲服，每天2次。

主治： 子宫脱垂。

方四

组成： 柴胡、升麻、知母各15克，黄芪、党参各60克，桔梗20克，重症者再加红参15克（另炖后兑入）。

用法： 将上药水煎，每2日服1剂。

主治： 子宫脱垂。

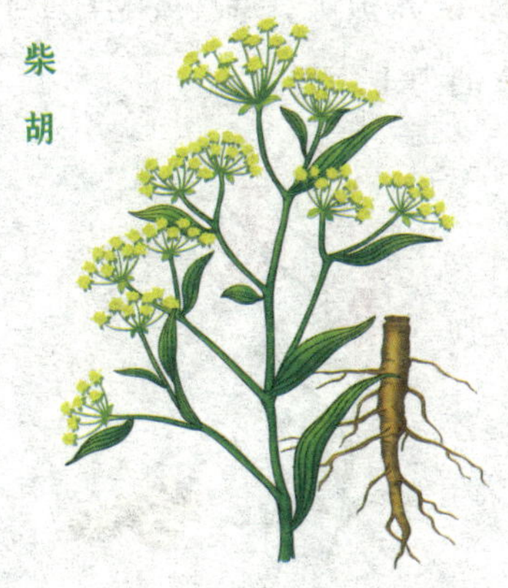

子宫肌瘤

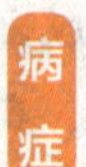

子宫肌瘤主要是由子宫平滑肌组织增生而形成的。多数患者无自觉症状，在体检时才被发现。部分患者可能出现月经量增多、经期延长或缩短、腹部有肿块等症状。

祖传秘方

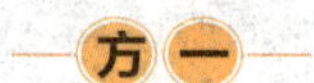

组成：生黄芪、党参、炒白术、丹参、白芍、熟地黄、益母草、藕节、川续断各9克，香附6克，黄芩3克。

用法：加水煎服，每日1剂。

主治：子宫肌瘤、月经过多。

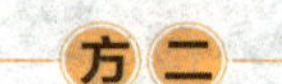

组成：王不留行100克，夏枯草、生牡蛎、苏子各30克。

用法：水煎服，每日或隔日1剂，30剂为1疗程。

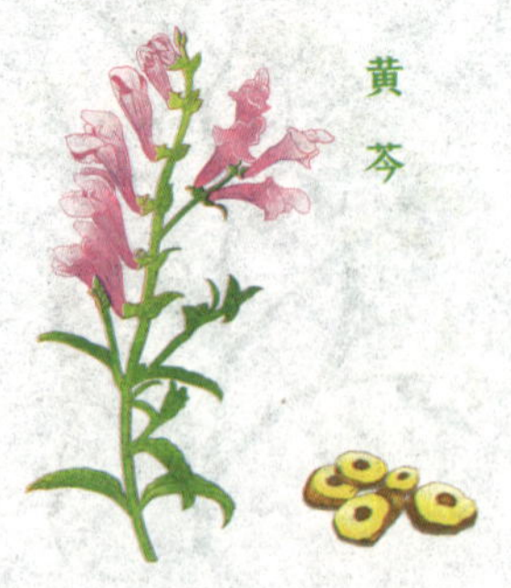

主治：子宫肌瘤。

方三

组成：桂枝、桃仁、丹皮各9克，茯苓15克，赤芍、莪术、蒲黄各12克。

用法：水煎服。

主治：子宫肌瘤，经行量少、不畅或量多，小腹疼痛。

方四

组成：合欢皮、淫羊藿各30克，党参、巴戟天、胡芦巴各15克，白术、茯苓、当归、小茴香、石楠叶各12克。

用法：加水煎服，每日1剂，分早晚2次服，20天为1疗程。需服3~6个疗程。

主治：子宫畸形并子宫肌瘤。

宫颈炎

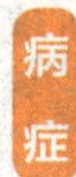

宫颈炎分为急性和慢性，常见病因包括性传播感染，其他原因可能涉及化学刺激、过敏或医疗器械使用。主要症状有阴道分泌物增多、性交后出血、经间期出血、尿频尿急等。

祖传秘方

方一

组成：鸡蛋 2 枚，艾叶 15 克。

用法：艾叶煎汤，去滓，放鸡蛋同煮。

主治：宫颈炎。

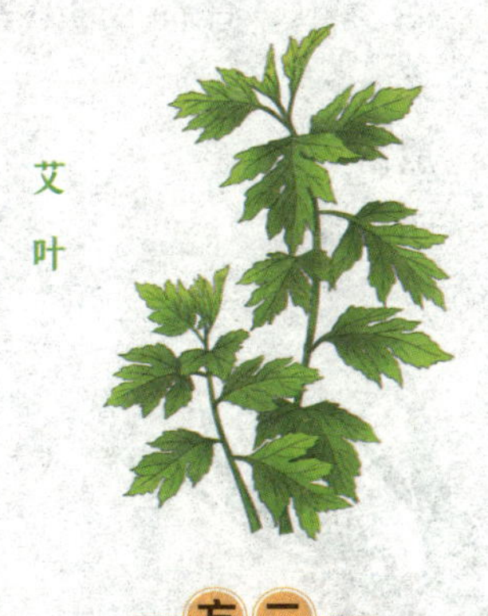

艾叶

方二

组成：仙人掌肉质茎块连同果实鲜品 80 克，瘦猪肉 70~90 克。

用法：上 2 味药加烹调作料入钵中，隔水炖服。另以仙人掌鲜品全草每次 100 克，捣碎，加食盐少许煎液，先熏后洗。10 天为 1 疗程。经期停用。

主治：宫颈炎。

方三

组成：冬瓜子 90 克。

用法：冬瓜子捣烂，加等量冰糖和水煎。早、晚各服 1 次。

主治：宫颈炎。

方四

组成：红藤、生地、乌梅、石榴皮各 30 克，蒲公英、忍冬藤、生地榆各 20 克。

用法：水煎至 200~300 毫升，徐徐灌注阴道 20~30 分钟。每日 1~2 次，5 次 1 疗程。

主治：宫颈糜烂。

阴道炎

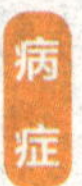

阴道炎是一种妇科常见疾病，其临床表现为阴道分泌物异常、阴道瘙痒或有灼热感，有时伴有小便疼痛等。阴道炎可由各种病原体感染引起，同时与外部刺激、激素水平等也有关系。

祖传秘方

方一

组成： 龙胆草、苦参各15克，百部、枯矾、黄柏、川椒各10克。

用法： 将上药水煎后，加入猪胆2个，趁热先熏后洗痒处。

主治： 滴虫性阴道炎。

方二

组成： 桃仁适量。

用法： 将桃仁捣碎为膏状，纱布包，塞入阴道。每日1换，连续数次。

主治： 滴虫性阴道炎。

方三

组成： 鲜桃树叶50克，青萝卜100克。

用法： 用水100毫升，将上述2味药煮沸20分钟，待稍温后用此药液冲洗阴道。每日1~2次，连续冲洗3日即可见效。

主治： 阴道炎。

方四

组成： 苦参根、百部各30克，花椒9克。

用法： 煎汤熏洗。

主治： 阴道炎。

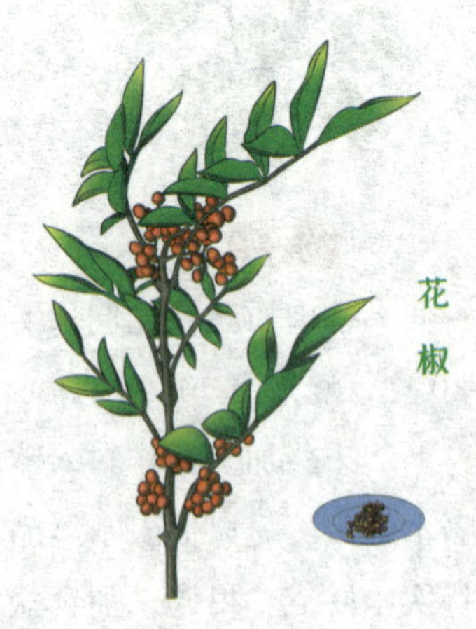

儿科祖传秘方

儿科疾病主要指影响儿童生长发育过程中各种脏腑、经络及免疫功能的疾病，涵盖呼吸道感染、消化不良、湿疹及常见发热等问题。本章旨在系统介绍适用于儿科疾病的经典良方，从辨证施治的基本原则出发，提供温和而具有针对性的处方。

小儿感冒发热

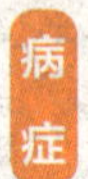

儿童对外界环境适应力差，当受到外邪袭扰时，就会发热。小儿发热时面红唇红，或者五心热，小便少，烦躁不安。感冒发热由外部风邪侵袭导致，可伴有呕吐、惊风等症状。

祖传秘方

方一

组成： 生姜15~30克，红糖20克。

用法： 将生姜洗净，切作片，捣烂，和红糖水煎。趁热饮用，每次服50~100毫升。服后盖被见微汗。

主治： 小儿风寒感冒。

方二

组成： 麻黄、苏叶、葱白、白芷、姜汁各等量。

用法： 先将麻黄、苏叶、白芷研成粉状，然后将葱白捣成泥，最后用姜汁调成糊状并敷在肚脐上。

主治： 风寒感冒。

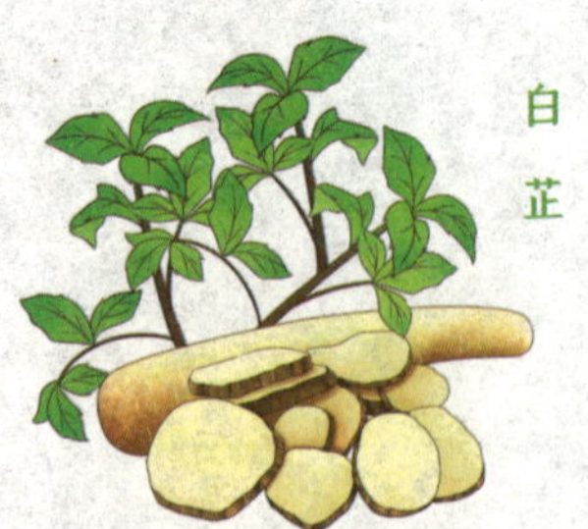

白芷

方三

组成： 麦芽15~20克，白薇、滑石各9~12克，淡竹叶8~12克，连翘、钩藤、青蒿（后下）各6~9克，蝉衣3~6克。

用法： 用450毫升的水，煎至150毫升即可。可分3次温服。

主治： 小儿感冒发热。

方四

组成： 地骨皮30克，柴胡、防风、黄芩、甘草（炙）、葛根各22克。

用法： 上药锉碎，每次服6克，用水6分，煎至3分，不拘时服。

主治： 寒热往来，久而不解，烦渴昏倦，肌瘦减食。

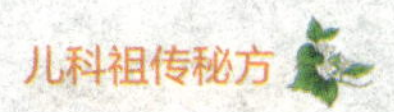

小儿癫痫

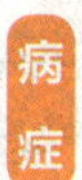
病症

小儿癫痫是成因较复杂、会反复出现的神经系统类病症。这种疾病主要是因为大脑功能出现短暂且突发性的混乱，进而引发痉挛。临床表现为孩子会出现肌肉抽搐反复发作。

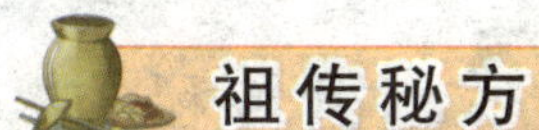

祖传秘方

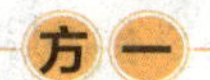

方一

组成： 珍珠、羚羊角、天竺黄各15克，牛黄、朱砂各5克，黄连25克，山栀、胆草各30克，冰片3克，白芍75克，胆南星10克，川芎20克，丹参50克。

用法： 蜜炼制成3克重丸。不到1岁每次1/3丸，1~9岁1/2丸，10~15岁1丸，均每日2次。

主治： 癫痫。

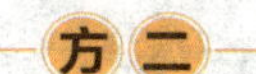

方二

组成： 蝉蜕20克，白附子、僵蚕、天麻、钩藤各20克，全蝎15克，朱砂10克。

用法： 将上药共研为极细末，装入瓶内密封备用。用时，1岁以内服0.5克，1~2岁服1克，2~4岁服1.5克。年龄大者可酌情加量，每日2次，白开水送服。1剂为1疗程。

主治： 小儿癫痫。

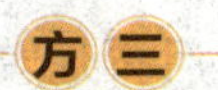

方三

组成： 钩藤、辰茯苓各9克，炙天虫、地龙各6克，明天麻、陈胆星、炒当归、炒白芍、郁金、陈皮各5克。

用法： 每日1剂，水煎，分数次服下。并可随症加减。

主治： 小儿癫痫。

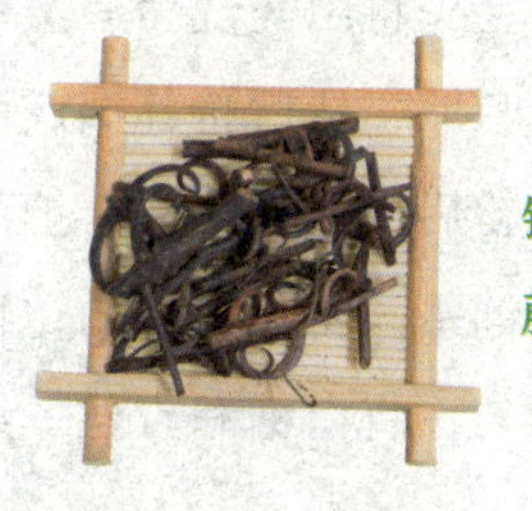
钩藤

小儿消化不良

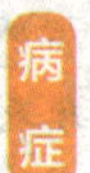

小儿消化不良常见原因包括消化系统发育不成熟、饮食不当、滥用抗生素、环境因素以及中医角度的脾胃虚弱。部分病例与精神压力或感染（如幽门螺杆菌）相关。

祖传秘方

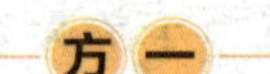

组成： 山楂片20克，大枣10枚，鸡内金2个，白糖少许。

用法： 先将山楂片及大枣烤焦至黑黄色，然后再加鸡内金、白糖煮水。频频温服，每日服用2~3次，连续服用2天。

主治： 小儿消化不良。

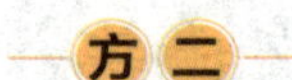

组成： 山药500克，豆馅150克，金糕150克，面粉60克，白糖150克，青丝、红丝各少许。

用法： 先将山药洗净后蒸烂，去皮，晾凉，然后将其捣成泥，加入面粉后搓成面团。再把面粉团擀开铺平，将豆馅抹匀，再将金糕摆匀，将白糖和青丝、红丝撒在上面，切成条状后入笼蒸熟。食之。

主治： 小儿消化不良。

方三

组成： 大葱1根，鲜姜30克，茴香粉15克。

用法： 葱、姜洗净，切碎捣烂如泥，加入茴香粉搅拌均匀后，炒至温热（不伤皮肤为度）。以纱布包好，敷于脐部，每日1~2次，直至痊愈。

主治： 小儿消化不良。

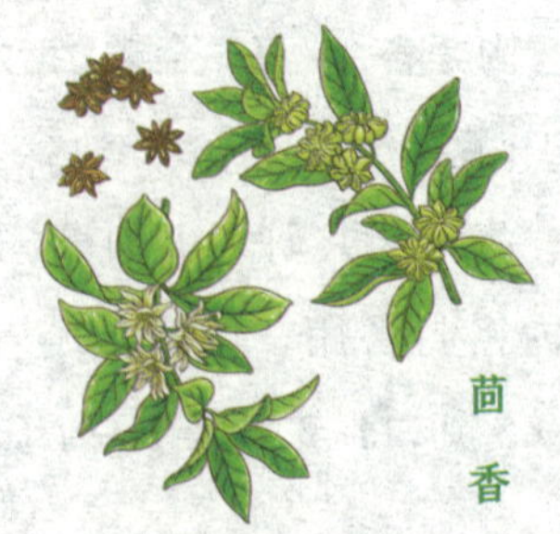

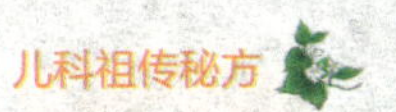

小儿厌食

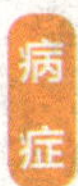
病症

小儿厌食症是一种慢性消化功能紊乱综合征。该病症状表现为长期食欲减退或消失、见食不贪，甚至拒食，并伴有呕吐、腹泻、便秘、腹痛等；严重的会导致贫血、营养不良、免疫力低下。

祖传秘方

方一

组成： 饭锅巴、面锅巴各150克，淮山药15克，莲子、薏苡仁、白术各10克，山楂、麦芽、神曲各9克，砂仁6克，甘草3克。

用法： 每日1剂，水煎服。5天为1疗程。

主治： 小儿厌食。

方二

组成： 香薷、砂仁、草果、陈皮、五味子、甘草各10克。

用法： 上六味共研为细末。每次冲服3克，每日2~3次。

主治： 小儿厌食。

方三

组成： 西红柿数个。

用法： 洗净，用开水浸泡去皮，去籽，用干净纱布挤汁。每次服用50~100毫升，每日2~3次，汁中不要放糖。

主治： 小儿厌食症。

方四

组成： 藿香、半夏、厚朴、山楂、神曲、鸡内金、砂仁各6克，茯苓10克，甘草3克。

用法： 每日1剂，水煎2遍，分4~6次服。

主治： 食滞厌食。

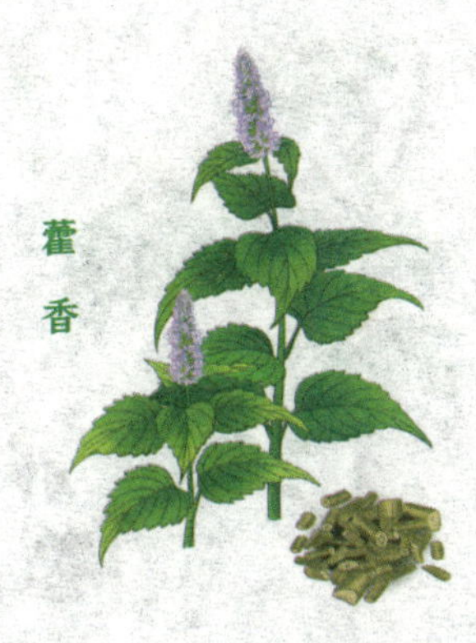

小儿腹泻

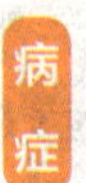

小儿腹泻病是常见的一种儿科疾病，主要由病毒、细菌、寄生虫、真菌等引起，也可由肠道外感染、滥用抗生素所致的肠道菌群紊乱、过敏及气候因素等引起，并伴有不同程度的呕吐、腹痛、发热、脱水等。

祖传秘方

方一

组成： 苍术、茯苓各30克，薏苡仁、厚朴、半夏、藿香各20克，胡黄连、木香各10克，陈皮15克，白糖适量。

用法： 水煎浓缩至500毫升。1岁以内，每次5~10毫升；1~3岁，每次10~15毫升，均日服3次。

主治： 婴幼儿秋季腹泻。

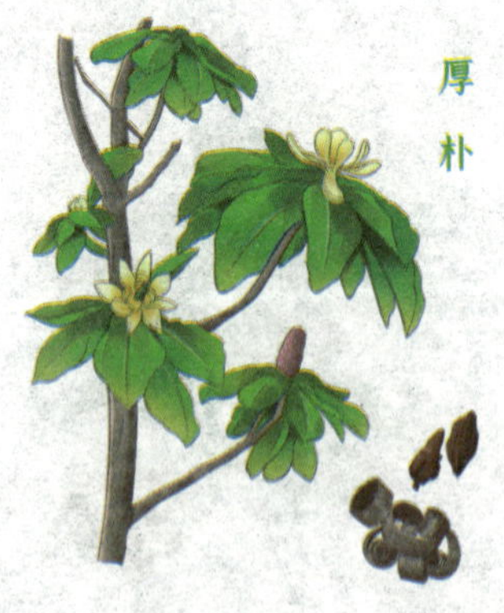

厚朴

方二

组成： 苹果1个。

用法： 先将苹果切成薄片状，然后放于大瓷碗中盖好，放在锅中隔水蒸熟，最后取出捣成泥状，喂幼儿服食。

主治： 由于苹果有着较细的纤维，对肠道刺激小，并且含有果胶鞣酸，因此具有吸附和收敛作用。主治幼儿单纯性良性腹泻、口渴。

方三

组成： 怀山药10克，炒白术、扁豆、南山楂、茯苓、赤芍、神曲各9克，醋夏5克，化橘红3克，白蔻2粒。

用法： 水煎服，每日1剂。

主治： 小儿脾虚泄泻。

小儿痢疾

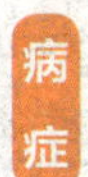

痢疾杆菌可随食物通过污染的手、玩具、餐具等进入胃肠道，引起小儿痢疾。多见于2~7岁体格健壮的儿童，好发于夏秋季。表现为突起高热、面色苍白、四肢冰凉、嗜睡、精神萎靡等。

祖传秘方

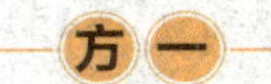

组成：绿豆3粒，巴豆10粒，枣2枚。

用法：将绿豆、巴豆用布包好捣成细末，加枣肉共捣烂如泥。贴于肚脐的下部。

主治：小儿痢疾。

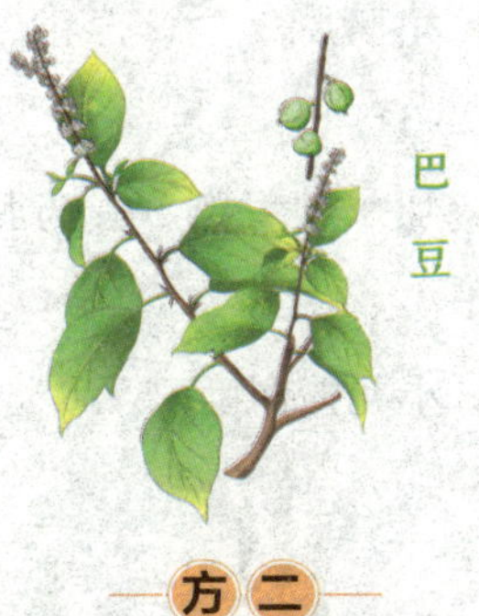

巴豆

方二

组成：香白芷、干姜各3克。

用法：共研细末，以蜜调膏。先用酒洗脐温，后贴此膏，以布束住，再将毡布烘热，在膏上熨之，气通即愈。

主治：小儿痢疾。

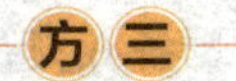

组成：马齿苋300克。

用法：水煎服，每日1剂。可酌加白糖矫味。

主治：小儿痢疾。

方四

组成：独头大蒜30克，鲜马齿苋500克，葱白、芝麻、盐各适量。

用法：蒜去皮捣如泥。马齿苋去掉老根，洗净，切成小长段，用沸水烫透，捞出沥干水气。芝麻少许炒香，捣碎。葱白洗净，斜切小片。将马齿苋用盐、味精拌匀，加入蒜泥、葱白、芝麻，即可食用。

主治：血痢、急性菌痢。

小儿遗尿

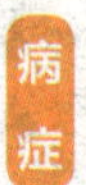

儿童遗尿症是指儿童在睡眠时排尿在床上，尿湿床单却不会因此醒来。该病有遗传倾向，常由大脑皮质发育延迟、睡眠过深、心理因素及遗传因素所引起。

祖传秘方

方一

组成： 新鲜鸡肠30克洗净，菟丝子、鸡内金、牡蛎各6克，五味子、熟附片各3克，黄芪10克，党参9克。

用法： 每日1剂，水煎，分3次饭前服。

主治： 小儿遗尿症。

方二

组成： 核桃肉100克，蜂蜜15克。

用法： 先将核桃肉放在锅内干炒至发焦，然后取出晾干。加入蜂蜜后食用。

主治： 小儿久咳引起的遗尿气疮、面眼微肿。

方三

组成： 白胡椒5~7粒，鸡蛋1枚。

用法： 将鸡蛋大的一头轻轻敲破一个小孔，放入白胡椒，将破蛋壳片堵小孔蒸熟。5岁以下每晚吃1个，5岁以上每晚吃2个，连吃5~7日。

主治： 小儿遗尿症。

方四

组成： 猪膀胱1个，槐花、车前草各24克。

用法： 加水共煮熟。去药服用，每日1次。

主治： 小儿遗尿症。

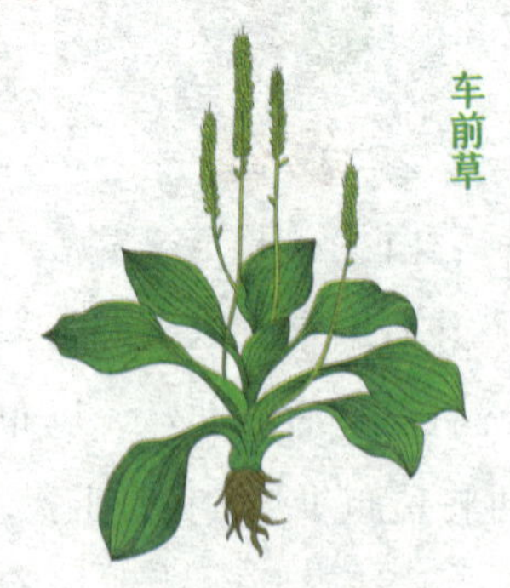
车前草

小儿湿疹

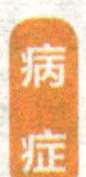

小儿湿疹是一种常见的婴幼儿过敏性皮肤病，多发生于1岁前，尤其是3个月至1岁期间。其症状主要表现为皮肤红斑、丘疹、水疱，伴有剧烈瘙痒。

祖传秘方

方一

组成：苍耳子、蛇床子、地肤子、苍术、白鲜皮、生大黄、黄柏、知母、蒲公英、苦参、野菊花、百部、生甘草各100克。

用法：水煎外洗患处，每日3次。

主治：小儿湿疹。

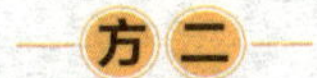

组成：半边莲、乌韭、白英各15克，金银花6克，红枣7枚。

用法：上药以净水600毫升煎取200毫升，去滓以汤药代水饮。分3~4次服完，每日服1剂。1疗程为5~10剂。

主治：小儿湿疹。

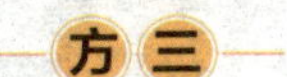

组成：双花、连翘、苍术、大力子各9克，薏苡仁12克，赤芍6克，白芷、荆芥穗各4~5克，蝉衣、生甘草各3克。

用法：每日1剂，水煎服。

主治：小儿湿疹。

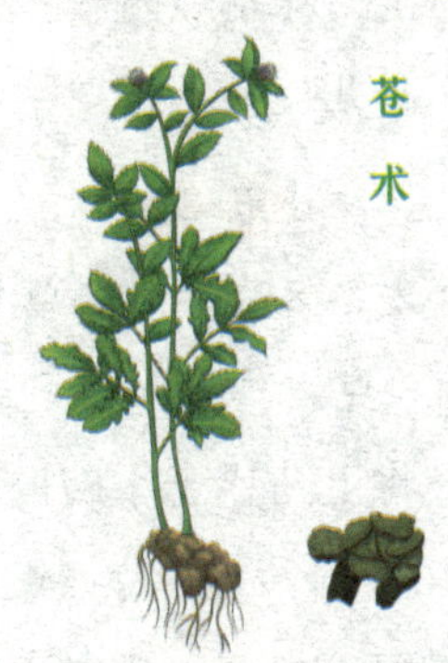

方四

组成：丹参、茵陈、败酱草各30克，苦参25克，黄柏、通草各15克。

用法：将上药水煎3次后合并药液（约200毫升），取其中100毫升分3次口服；余液外洗患部，每日2~3次，每日1剂。

主治：小儿湿疹。

小儿夜啼

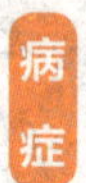

小儿夜啼是指婴儿白日嬉笑如常而能入睡，入夜则啼哭不安，或每夜定时啼哭，甚至通宵达旦，少则数日，多则经月，故又称夜啼。其原因有多种，如腹部受寒、暴受惊恐、体质较弱等。

祖传秘方

方一

组成： 川军、甘草各 1.5 克。

用法： 上 2 味水煎内服。

主治： 小儿夜啼不止。

方二

组成： 麦冬 8 克，灯心草 0.5 克，朱砂 0.3 克。

用法： 将上药盛于小碗内，加热开水 40 毫升浸泡，待煮饭熟时，置于饭面上加蒸（或置于锅内隔水蒸）即可。每日 1 剂，中午及晚上睡前各服 1 次。

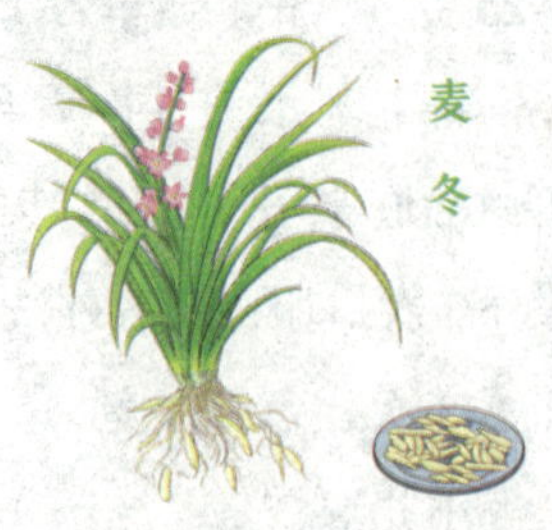

麦冬

主治： 小儿夜啼。

方三

组成： 细茶叶（越陈越好）适量。

用法： 茶叶口内嚼烂，捏成小饼状。敷在小儿脐眼上，用棉花盖上之后扎好，每日 1 次。

主治： 小儿夜啼。

方四

组成： 大蒜 1 头（煨干研细末），乳香 1.5 克。

用法： 上 2 味捣匀为丸，大小如芥子。每次服 7 粒，乳汁送服。

主治： 小儿腹痛夜啼。

方五

组成： 杏仁、黄芩、野菊花各 5 克。

用法： 水煎服。

主治： 肺热惊啼型夜哭。

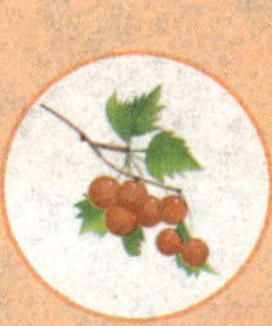
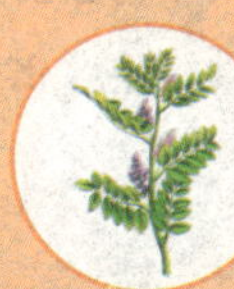
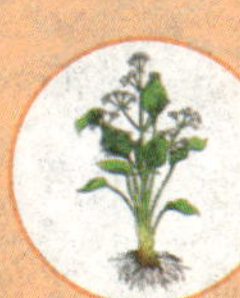
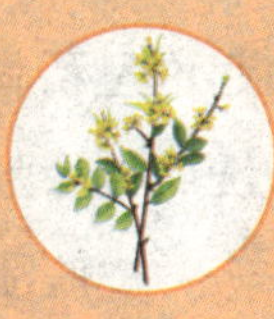
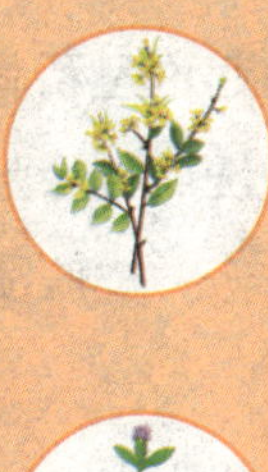
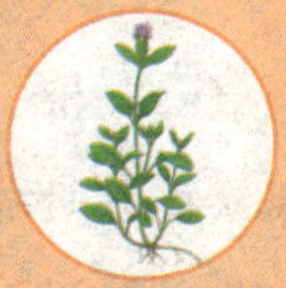

皮肤科祖传秘方

皮肤科疾病涉及湿疹、痤疮、银屑病等常见问题，不仅影响外观，更关乎健康。中医药依托辨证施治和内外调理，积累了丰富的临床经验，形成了一系列经典良方。本章旨在为患者提供经典、有效的中医治疗策略，充分展现了中医药学在皮肤科领域整体观念与辨证论治的治疗特色。

湿疹

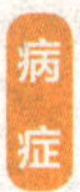

湿疹病因复杂，常为内外因相互作用的结果。内因如慢性感染病、内分泌及新陈代谢障碍、精神神经因素等，外因如生活环境、气候变化、接触化学物质等。

祖传秘方

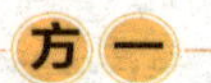

方一

组成： 猪油、蛋黄 2∶1 用量。

用法： 蛋煮熟取其黄，猪油炼化去渣，按比例配制。装入瓷皿内搅拌均匀，放在火上烤化，待油中起泡呈稀糊状即可。用时患处冲洗后再涂敷此膏，数次见效。

主治： 皮肤溃疡久不收口。

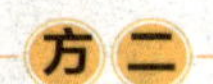

方二

组成： 黄柏、五倍子各等份。

用法： 共研细末，用香油调敷。

主治： 湿疹。

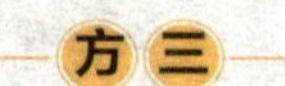

方三

组成： 马铃薯适量。

用法： 将马铃薯切成薄片，敷于患处，外以纱布包扎。每日换 3~4 次，以愈为期。

主治： 湿疹。

方四

组成： 马齿苋 60 克（鲜马齿苋 250 克）。

用法： 净水洗净后，用水 2000 毫升煎煮 20 分钟，过滤去滓（鲜药煮 10 分钟）。用净纱布六七层沾药水湿敷患处，每日 2~3 次，每次 20~40 分钟。

主治： 急性湿疹、过敏性皮炎、接触性皮炎、丹毒、脓疱病。

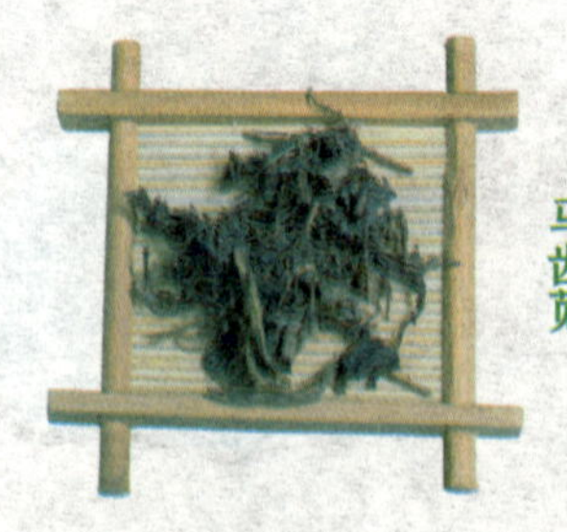

马齿苋

荨麻疹

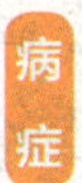

荨麻疹是由于皮肤黏膜小血管扩张及渗透性增加而出现的一种局限性水肿反应。主要表现为皮肤瘙痒、出现鲜红色或苍白色的风团，少数患者出现水肿型红斑，还会伴有恶心、腹泻等症状。

祖传秘方

方一

组成： 生黄芪30克，巴戟天、橘核各15克，白术、川断各12克，桂圆肉10克。

用法： 每日1剂，水煎服。

主治： 慢性荨麻疹，阳虚感邪之症。

方二

组成： 白萝卜叶60克，元参30克，甘草10克。

用法： 水煎服，每日1~2次。

主治： 荨麻疹。

方三

组成： 芝麻根1把。

用法： 洗净后加水煎。趁热烫洗。

主治： 荨麻疹。

方四

组成： 韭菜1把。

用法： 将韭菜放火上烤热。涂搽患部，每日数次。

主治： 荨麻疹。

方五

组成： 生黄芪15克，生白术12克，防风6克，生地9克，玉竹12克，地肤子9克，豨莶草9克，连翘壳12克，银花9克，红枣5枚。

用法： 每日1剂，水煎服。

主治： 荨麻疹。

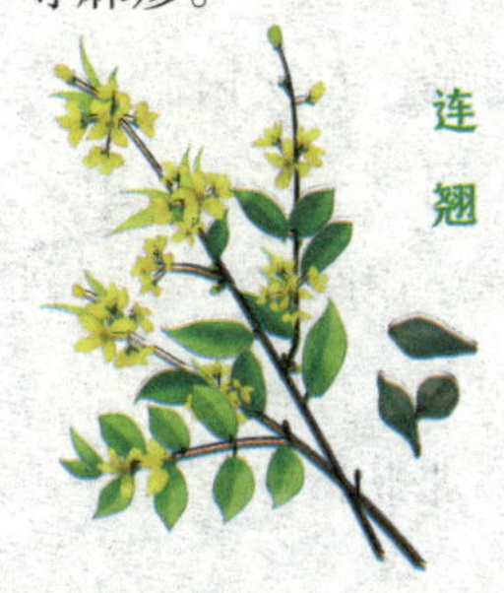

带状疱疹

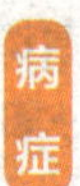

带状疱疹是一种由病毒引起的皮肤病，可发生于身体任何部位，但以腰背为多见。多数病人在发病期间疼痛明显，少数病人可无疼痛或仅有轻度痒感。

祖传秘方

方一

组成：鲜空心菜适量。

用法：将空心菜去叶取茎，在新瓦上焙焦后，研成细末，用茶籽油搅成油膏状，在患处以浓茶汁洗涤，拭干后，涂搽此油膏，1日2~3次。3~5日后痊愈。

主治：带状疱疹。

方二

组成：龙胆草、当归、王不留行各等份。

用法：将龙胆草、当归粉碎后过120目筛，每次内服4克，每日3次。同时王不留行用文火炒黄研细末，用麻油调匀，每日3次。敷患处。

主治：带状疱疹。

方三

组成：马齿苋60克，大青叶15克，蒲公英15克。

用法：先将上药用水浸泡30分钟，再煎煮30分钟，每剂煎2次，将2次煎出的药液混合。每日1剂，早、晚各服1次。

主治：清肝火，利湿热。主治带状疱疹。

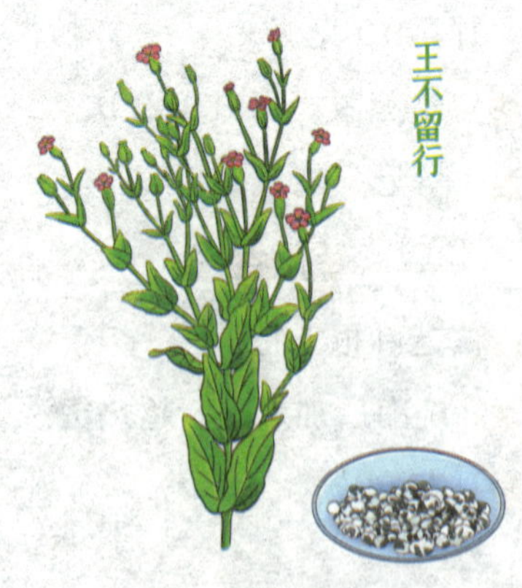

王不留行

痤疮

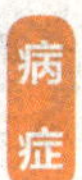

病症

痤疮，俗称青春痘，是毛囊皮脂腺单位的一种慢性炎症性皮肤病。痤疮的发生主要与雄激素水平较高、皮脂分泌过多、毛囊皮脂腺导管堵塞、细菌感染和炎症反应等相关。

祖传秘方

方一

组成：香蕉2只，山楂30克，荷叶1张。

用法：将荷叶剪成小块，山楂洗净，香蕉切段。加水500毫升，煎至300毫升，分2次食香蕉喝汤。

主治：痤疮。

方二

组成：浮萍、苍耳子各等份。

用法：水煎，洗脸。每日1次。

主治：痤疮。

方三

组成：穿心莲、薏苡仁、败酱草各30克。

用法：水煎服，每日1剂，分2次服。

主治：痤疮。

方四

组成：橙核适量。

用法：晒干，研极细，以水调。临睡前涂抹面部，次晨洗掉。

主治：粉刺、痤疮。

方五

组成：黄芩、花粉、葛根、生地、赤芍、川芎各9克，当归、红花各6克，薄荷1克。

用法：每日1剂，水煎服。

主治：清热滋阴，凉血活血。主治痤疮。

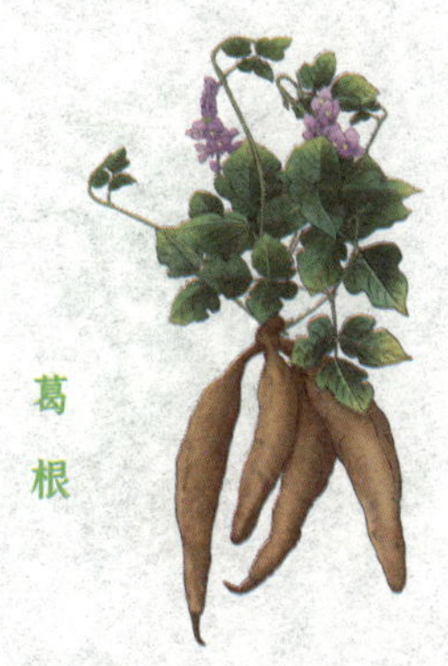

葛根

过敏性紫癜

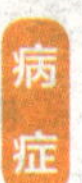

过敏性紫癜，是一种常见的血管变态反应疾病。其原因可能是病原体感染、某些药物作用、过敏等，致使人体免疫系统功能紊乱，引起毛细血管炎症，引起皮肤、关节甚至内脏的炎症。

祖传秘方

方一

组成： 紫草50克，生地30克，丹参、赤芍、茜草、甘草各20克，丹皮15克。

用法： 每日1剂，水煎服。

主治： 过敏性紫癜。

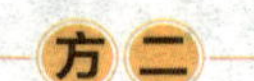

组成： 白茅根30克，生槐花、干生地、天花粉、石斛各15克，板蓝根、玄参、丹皮、茜草根各9克，地榆、紫草根各6克。

用法： 每日1剂，水煎服。

主治： 过敏性紫癜(血热妄行证)。

方三

组成： 坤草、生地各15克，紫草、连翘各12克，炒芥穗、赤芍各9克，茜草10克，白花蛇舌草30克，生蒲黄6克，大枣10枚。

用法： 每日1剂，水煎服。

主治： 过敏性紫癜。

方四

组成： 丹皮、桃仁各10克，丹参、虎杖、黄花各30克，红花12克，当归15克，甘草10~15克。

用法： 每日1剂，水煎，分2次服。

主治： 过敏性紫癜。

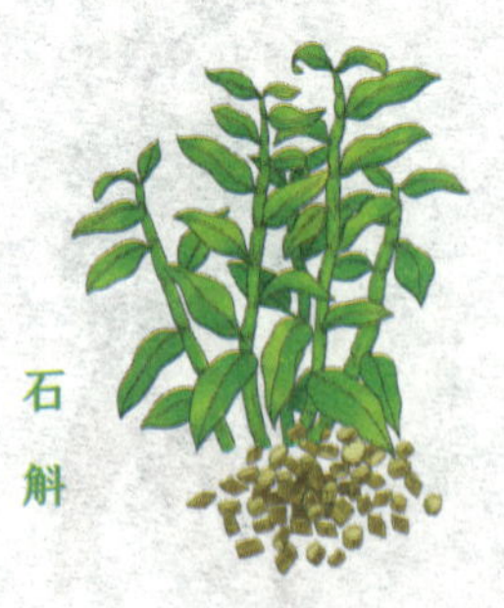

石斛

鸡 眼

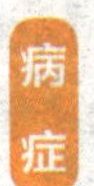

鸡眼是足部长期挤压和摩擦引起的局部皮肤圆锥状角质增生。穿着不合脚的鞋子、不穿袜子、走路姿势不正确等原因，使足部皮肤长期受到挤压和摩擦，使角质层过度增生，导致鸡眼的发生。

祖传秘方

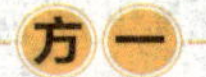

组成： 生半夏 100 克。

用法： 将生半夏晒干后，研为极细末，装入瓶内密闭备用。用时，先将鸡眼浸温水中泡软，削去角化组织，以有渗血为度，放上生半夏粉，并用胶布贴上，1 周内即可脱落。如未脱落者，可如同前法再用 1 次。

主治： 鸡眼。

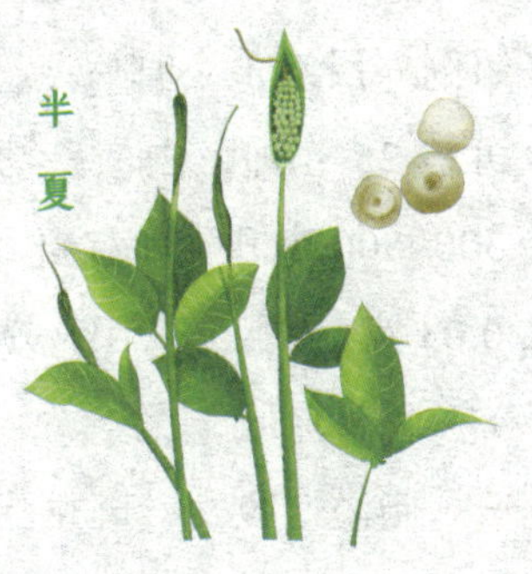

方二

组成： 乌梅 5 个。

用法： 用盐水浸 24 小时，捞起加醋适量打糊，敷患处。

主治： 鸡眼、胼胝。

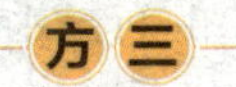

组成： 荸荠 1 枚，葱白 1 根。

用法： 将荸荠、葱白去皮，捣烂如泥。敷于鸡眼处，用卫生布包好。每晚睡前洗脚后换药 1 次。

主治： 鸡眼。

方四

组成： 未成熟的无花果适量。

用法： 无花果洗净捣如泥，敷于患处。每日 2 次，连用 3~5 日可见效。

主治： 鸡眼。

脱发

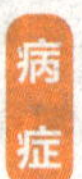
病症

脱发分为生理性和病理性两种。生理性脱发指头发正常脱落，病理性脱发是指头发过度或异常脱落。导致脱发的因素很多，如遗传因素、年龄增长、免疫异常、精神压力过大或应激等。

祖传秘方

方一

组成：菟丝子、制首乌、女贞子、桑椹、旱莲草、熟地、枸杞子、茯苓各 12 克，当归、肉苁蓉各 9 克。

用法：每日 1 剂，水煎服。

主治：脱发。

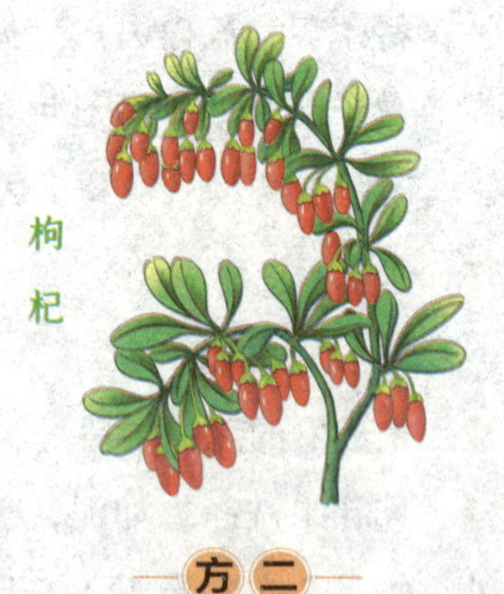
枸杞

方二

组成：何首乌 25~50 克，粳米 100 克，红枣 6 枚。

用法：于砂锅里煎何首乌，取浓汁，去渣后加入粳米、红枣，文火煮粥，将成粥时加入红糖或冰糖，沸片刻即可。每日服用 1~2 次。

主治：脱发。

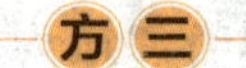

方三

组成：桃仁、红花、赤芍各 9 克，川芎 5 克，当归须 10 克，麝香 0.03 克，生姜 2 片，红枣 7 枚，葱白 3 根。

用法：黄酒 250 毫升加适量水，将药倒入浸泡 1 小时后煎，煮沸后再煎 25 分钟，去渣，滤取药汁 300~500 毫升（如有麝香可加入 0.03 克，再煮 10~15 分钟后服）。每日煎服 2 次。

主治：脂溢性脱发、斑秃。

银屑病

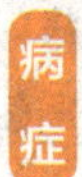

银屑病俗称牛皮癣，是一种慢性炎症性皮肤病，病程较长，难治愈且易复发，有的病例几乎终生不愈。其病因尚不明确，但大量研究表明涉及环境因素刺激、基因遗传，甚至精神因素等方面。

祖传秘方

方一

组成： 生地15克，赤芍9克，丹皮15克，紫草15克，双花15克，土茯苓30克，生苡仁30克，蛇蜕12克，黄连6克，荆芥炭6克，生石膏30克，知母15克，生甘草6克。

用法： 每日1剂，水煎服。

主治： 银屑病。

方二

组成： 生地、玄参、板蓝根各15克，栀子、地丁、贝母、土茯苓各12克，蒲公英、野菊花、桔梗、当归、赤芍、花粉各10克，甘草6克。

用法： 每日1剂，水煎服。

主治： 银屑病。

方三

组成： 生大黄（后下）3~15克，熟大黄6~20克。

用法： 每日1剂，水煎，分早晚2次服用。

主治： 银屑病。

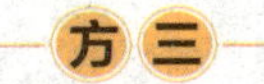

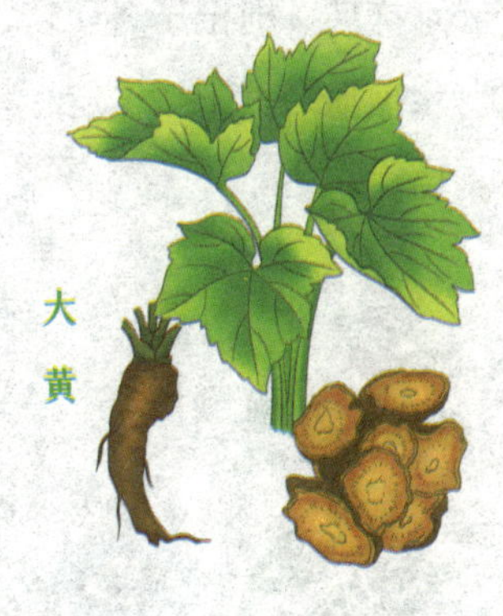

白癜风

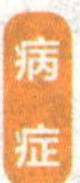

白癜风是一种黑色素细胞被破坏导致皮肤出现白斑的常见皮肤病。白癜风的具体病因尚不明确，可能与遗传素质及多种内外因素导致黑色素细胞功能缺失有关。

祖传秘方

方一

组成： 当归、柏子仁（去壳）各250克。

用法： 将上2味分别烘干研细粉，炼蜜为120丸。每次1丸，每日服3次。

主治： 白癜风。

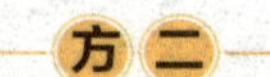

组成： 何首乌、枸杞子各15克。

用法： 水煎服，每日2次。

主治： 白癜风。

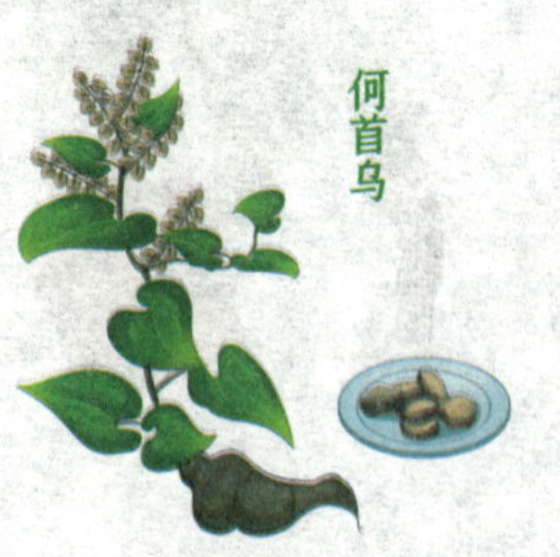

方三

组成： 苦参、盐各0.3克。

用法： 上2味药捣罗为末，先以酒1升煎至100毫升，入药2味，搅匀，慢火再煎成膏。每用先以生布揩患处，令赤，涂之。

主治： 白癜风、筋骨痛。

方四

组成： 白芷100克。

用法： 将上药打碎成粗粒，加入70%酒精500毫升，浸泡10天，过滤，加入氮酮50毫升备用。用棉签涂搽药液于患部，每日2次，涂药后适度日晒患部。个别顽固病例，另取白芷6克研末，每日分2次冲服。

主治： 白癜风。

肿瘤科祖传秘方

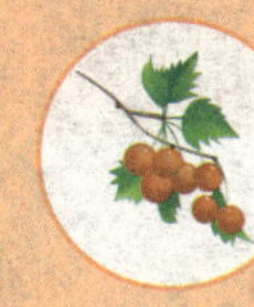

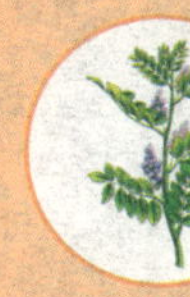

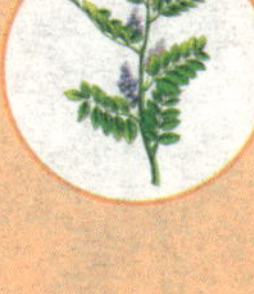

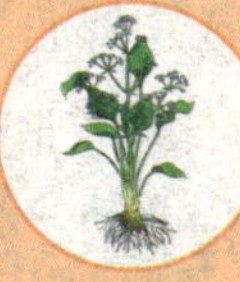

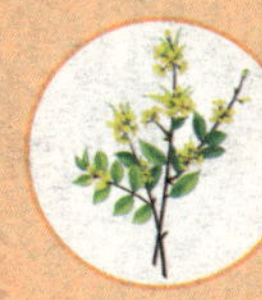

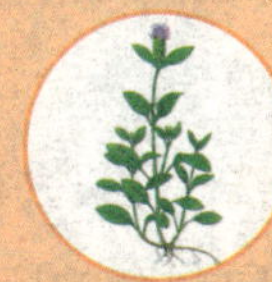

肿瘤疾病不仅威胁生命，也给患者带来沉重的心理负担。中医药通过辨证施治、调和阴阳、扶正祛邪，在肿瘤防治中展现出独到疗效。本章汇集历代名医智慧，系统解析肿瘤科疾病良方的处方构成与现代应用，旨在为患者提供全方位、个性化的调理方案，助力增强体质、提升免疫，开启康复之门。

消化道肿瘤

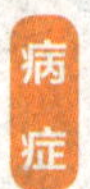

消化道肿瘤是指发生在食管、胃、小肠、大肠、肝脏、胰腺等消化器官的恶性肿瘤，常见类型包括食管癌、胃癌、结直肠癌、肝癌、胰腺癌等。

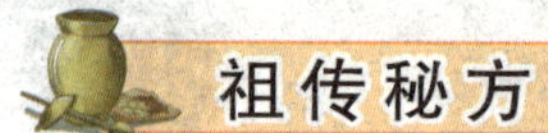

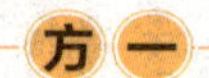

组成：鲜韭菜叶适量。

用法：将韭菜叶（去根）用清水浸泡半日，捣烂绞取汁。每日3次，每次饮汁100毫升。常服见效。

主治：辅助治疗食管癌。

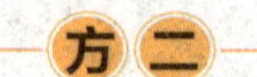

组成：大梨1个，巴豆40粒，红糖30克。

用法：将梨去核，纳入巴豆，封好，连同剩余的巴豆同放碗中，蒸约1小时，去巴豆不用。吃梨喝汤。

主治：辅助治疗食管癌。

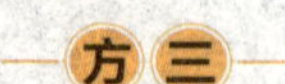

组成：核桃树枝30厘米长（约食指粗），鸡蛋2枚。

用法：将核桃树枝截为八九段，水煎好，去渣，用此水再煎煮鸡蛋2枚。分2次将鸡蛋吃下，连续服用。吃鸡蛋后如不吐，当是胃癌，继续服用就会有效。如吐则无效，应停服。

主治：辅助治疗胃癌。

方四

组成：大活鲫鱼1条，蒜适量。

用法：鲫鱼去肠留鳞，大蒜切成片，填满鱼腹。鱼用纸包泥封，烧存性，研成细末（或为丸）。每服5克，以米汤送下，每日2~3次。

主治：辅助治疗早期胃癌或食管癌之胃肠道出血、呕吐反胃等。

乳腺癌

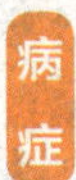

乳腺癌是女性最常见的恶性肿瘤之一，仅次于子宫癌，发病率占全身各种恶性肿瘤的7%~10%，多发于40~60岁，尤其是绝经期前后的妇女发病率较高。

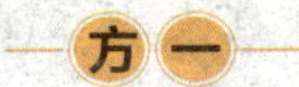

祖传秘方

方一

组成： 螃蟹2只，枸杞子、柑橘、李子各4个。

用法： 螃蟹煮熟佐餐，每日分食。其他三味加水煎汤代茶饮，可连续服食。

主治： 辅助治疗乳腺癌。

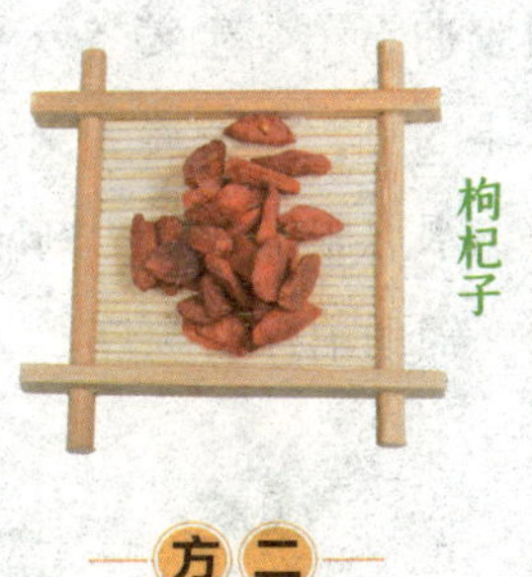

枸杞子

方二

组成： 板子蟹壳适量。

用法： 将蟹壳焙焦研末。每次服6克，每日2次，黄酒冲服，不可间断。孕妇忌用。

主治： 辅助治疗乳腺癌。

方三

组成： 青橘叶、青橘皮、橘核各25克，黄酒适量。

用法： 以黄酒与水各半合煎，每日2次温服。

主治： 辅助治疗乳腺癌初期。

方四

组成： 黄鱼脊翅10~20条，陈酒适量。

用法： 将黄鱼脊翅贴在石灰壁上，勿令沾水，愈久愈好。用时火炙为末。每服5~10克，每日2~3次，陈酒送服，可连续服用1个月。

主治： 辅助治疗早期乳腺癌。

宫颈癌

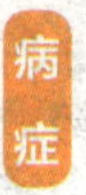

宫颈癌是最常见的妇科恶性肿瘤，其发病率和死亡率为妇科各种恶性肿瘤之首位，近年来其发病有年轻化的趋势。中医认为宫颈癌的病因主要是湿毒外侵、气郁湿困、下元虚寒。

祖传秘方

方一

组成： 红苋菜200克。

用法： 用4碗水煎至1碗。温服，每日2~3次。

主治： 辅助治疗宫颈癌。

方二

组成： 茯苓、生姜各12克，炒竹茹、半夏、广陈皮、青竹叶、焦白术、神曲、厚朴、石斛各9克，苍术6克，甘草、鸡内金、荷叶梗、葛根各4~5克。

用法： 水煎服，每日1剂。

主治： 辅助治疗宫颈癌。

方三

组成： 黑木耳10克，六味汤（当归、白芍、黄芪、甘草、陈皮、桂圆肉各3克）。

用法： 黑木耳水煎，日饮2次。六味汤早晚空腹煎饮各1次。

主治： 辅助治疗宫颈癌。

方四

组成： 益母草30克，泽兰叶、生龙骨、生牡蛎、半枝莲各15克，夏枯草、黄药子、金银花各12克，生阿胶冲石苇、生姜各9克，炒黄柏4~5克，川黄连3克。

用法： 水煎服，每日1剂。

主治： 辅助治疗宫颈癌。

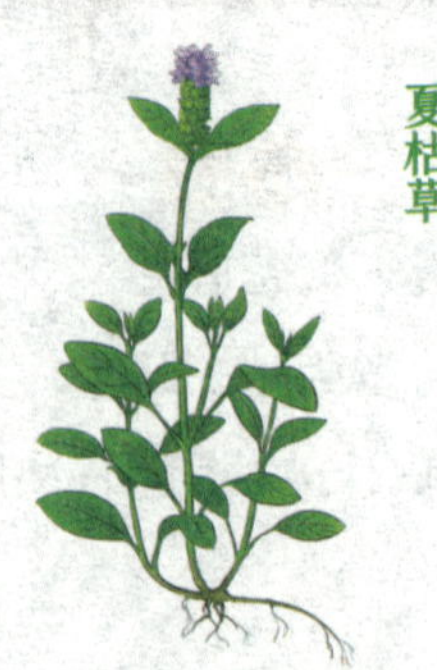

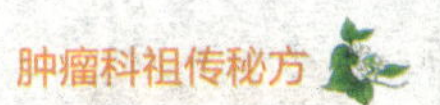

喉癌

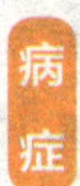

病症

喉癌是喉部黏膜上皮的恶性肿瘤，以鳞状细胞癌为主。主要分为喉上、喉部和喉下三种类型。常见于50~60岁人群。

祖传秘方

方一

组成：蛇莓、半枝莲、丹参、夏枯草、生牡蛎、石见穿各30克，山豆根、急性子、浙贝母、海藻、昆布、僵蚕各15克，威灵仙20克，黄药子、射干各12克，生甘草10克。

用法：将上药水煎3次后合并药液，分3~4次服，每日1剂。1个月为1疗程。

主治：辅助治疗喉癌。

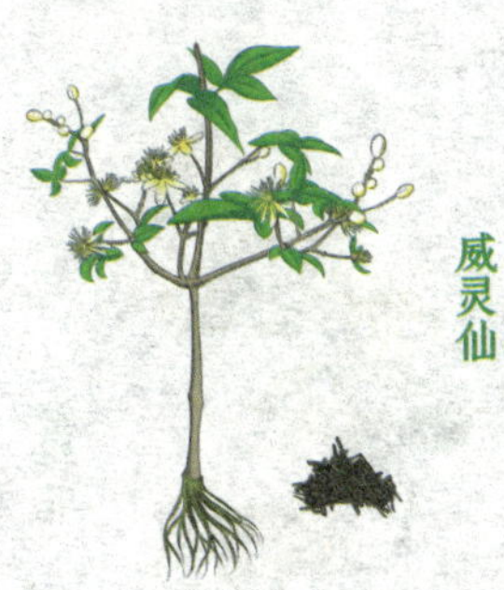

威灵仙

方二

组成：太子参、生地、女贞子各15克，沙参、丹皮、旱莲草、白芍各10克，甘草、冬虫夏草、川贝各5克，木蝴蝶3克，青果（另含咽）1~2枚。

用法：每日1剂，水煎2次，每2小时少量呷服1次。

主治：辅助治疗喉癌。

方三

组成：牛蒡子10克，甘草6克，升麻10克，生地15克，玄参15克，花粉15克，连翘10克，黄芩10克，桔梗10克，青皮10克，葛根10克，白花蛇舌草30克，山栀子9克。

用法：每日1剂，水煎，分2次服。

主治：辅助治疗喉癌。

胃癌

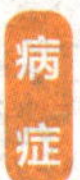

胃癌，作为一种起源于胃黏膜上皮的恶性病变，其发病部位遍布胃的各个区域。其中，超过半数的病例起始于胃窦部位，而胃大弯、胃小弯以及前后壁等区域也难以幸免。

祖传秘方

方一

组成：白花蛇舌草、白茅根各75克，薏米仁30克，红糖90克。

用法：每日1剂，水煎，分3次服。

主治：辅助治疗胃癌。

方二

组成：人参（去芦）、茯苓（去皮）、白术、甘草（炙）、半夏（汤泡7次）、陈皮（去白）各6克。

用法：上作1服，水2盅，生姜3片，红枣2枚，煎至1盅，饭后服。

主治：辅助治疗胃癌。

方三

组成：鲜菱角30个。

用法：加水适量，大火煎成浓汤。饮服，每日1剂，分3次服用。

主治：辅助治疗胃癌。

方四

组成：龙葵50克，白英50克，蛇果草25克，石打穿25克。

用法：每日1剂，水煎，分早、晚2次服。

主治：辅助治疗胃癌。

方五

组成：金银花100克，甘草15克，半枝莲18克，绿茶10克。

用法：水煎服。

主治：辅助治疗胃癌、胃脘灼痛，口干溲黄。

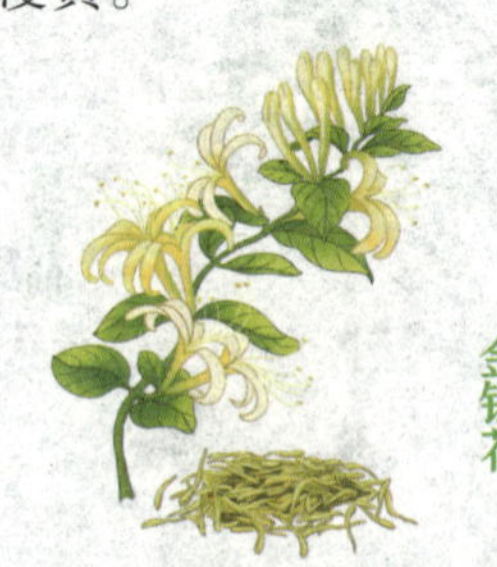
金银花

肺癌

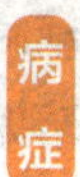

肺癌是以咳嗽、咯血、胸痛、发热、气急为主要临床表现的恶性疾病。中医认为这是由于正气内虚、邪毒外侵引起的，因痰浊内聚，气滞血瘀，蕴结于肺，以致肺失宣发与肃降为基本病机。

祖传秘方

方一

组成：鱼腥草30克，仙鹤草30克，猫爪草30克，蚤休30克，山海螺30克，天门冬20克，葶苈子12克，生半夏15克，浙贝母9克。

用法：水煎服，每日1剂。

主治：辅助治疗肺癌。

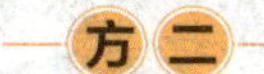

组成：生黄芪15克，生白术9克，茯苓15克，陈皮9克，杏仁9克，百部12克，鱼腥草30克，石见穿30克，石上柏30克，生薏仁30克，炙紫菀12克，鸡内金12克，补骨脂12克，仙灵脾15克，菟丝子15克。

用法：每日1剂，水煎服，1日3次。

主治：辅助治疗肺癌。

方三

组成：夏枯草、玄参、茅根、蒲公英、北沙参、鱼腥草、藕节、薏苡仁、黄芪各30克，生牡蛎、炙百合、黄精各20克，生鳖甲、麦冬各15克，五味子10克。

用法：每日1剂，水煎2遍，共取药液600毫升，分早、午、晚3次温服。

主治：辅助治疗肺癌。

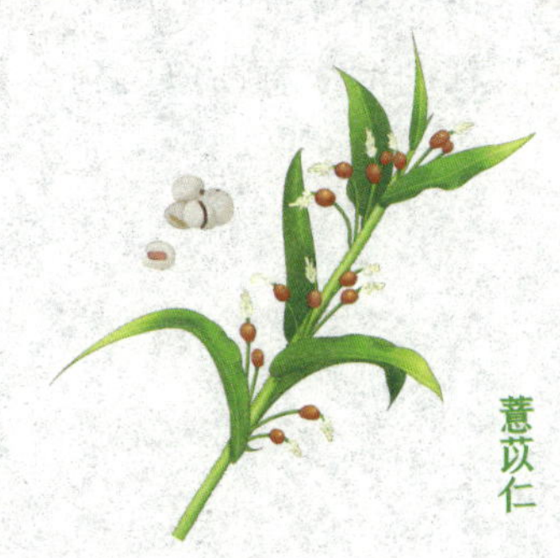

白血病

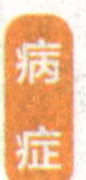

病症

白血病属于造血系统的恶性肿瘤。其主要特征是骨髓中白血病细胞生成过多，并侵犯人体的各个脏器，导致这些脏器功能受损，出现病理改变。

祖传秘方

方一

组成： 蒲葵子50克，红枣6枚。

用法： 上述2味加水共煎汤。每日分2次服，连服20剂为1疗程。

主治： 辅助治疗白血病。

方二

组成： 当归、丹参、赤芍各20克，川芎10克，沙参20克，麦冬15克，板蓝根50克，山豆根30克，山慈姑50克。

用法： 水煎服，每日1剂。

主治： 辅助治疗急性白血病。

方三

组成： 黄芪15~30克，肉桂3~10克，党参10~15克，当归、白术、白芍各10克，熟地15克，茯苓12克，鹿角10克，陈皮6克，红枣5枚，甘草3克。

用法： 水煎服，每日1剂。

主治： 辅助治疗阴虚型白血病。

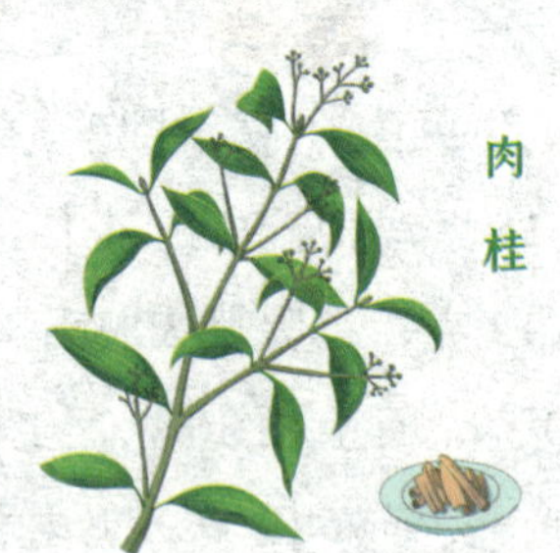